Dr Jean Bouloumié

de la Faculté de Médecine de l'Université
de Nancy.

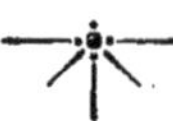

DES

Oblitérations et Rétrécissements congénitaux

DE

L'INTESTIN GRÊLE

NANCY
IMPRIMERIE A. CRÉPIN-LEBLOND
21, Rue Saint-Dizier, 21

1903

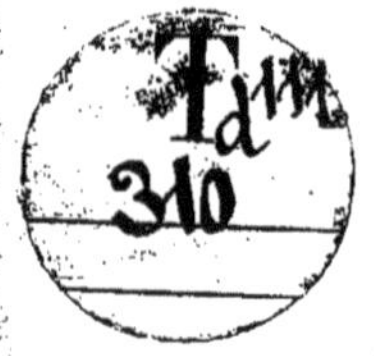

à Monsieur Flayelle
en témoignage de sa vive et
respectueuse sympathie

Jean [illegible]

Dr Jean Bouloumié

de la Faculté de Médecine de l'Université
de Nancy.

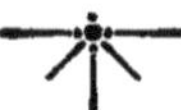

DES
Oblitérations et Rétrécissements congénitaux
DE
L'INTESTIN GRÊLE

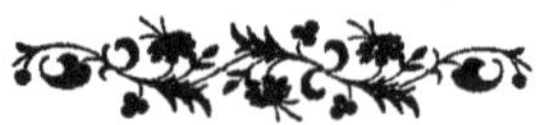

NANCY
IMPRIMERIE A. CRÉPIN-LEBLOND
21, Rue Saint-Dizier, 21

1903

A MON PÈRE

A MA MÈRE

A MA SŒUR

MEIS ET AMICIS

A mon Président de Thèse:

MONSIEUR GROSS

PROFESSEUR DE CLINIQUE CHIRURGICALE

DOYEN DE LA FACULTÉ DE MÉDECINE DE NANCY

A MONSIEUR SPILLMANN

PROFESSEUR DE CLINIQUE MÉDICALE

A TOUS MES MAITRES DE LA FACULTÉ

Au moment de terminer nos études médicales et de quitter la Faculté de Nancy, c'est pour nous un agréable devoir d'offrir à tous nos maîtres l'hommage de notre respectueuse reconnaissance.

Nos remerciements iront tout d'abord à M. le Professeur Gross, qui a bien voulu nous faire l'honneur d'accepter la présidence de cette thèse, et dont la constante bienveillance nous a accompagné depuis le commencement jusqu'à la fin de nos études.

M. le Professeur Spillmann qui, dès le début de notre séjour à la Faculté, nous a initié à la médecine, ne nous a pas non plus ménagé les témoignages d'intérêt et de sympathie dont nous sommes heureux aujourd'hui de lui exprimer notre sincère et respectueuse gratitude.

Notre stage d'externat chez M. le Professeur agrégé Parisot nous a laissé le plus agréable et aussi le plus profitable souvenir, que pourrait seule nous faire oublier l'année passée dans le service de M. le Professeur agrégé André, en qui nous avons trouvé le maître le plus distingué, le plus aimable, le plus dévoué, et dont la sollicitude à notre égard ne s'est pas un instant démentie. Qu'il reçoive ici l'expression de notre profonde reconnaissance.

Nous garderons pieusement le souvenir des maîtres qui nous ont si longtemps consacré leur science et leur temps, et en particulier MM. les Professeurs Bernheim, Baraban

1

et Schmitt, MM. les Professeurs agrégés Zilgien et Louis Spillmann, et M. le Docteur Hoche.

Des amis, enfin, que nous avons rencontrés si nombreux et si dévoués sur les bancs de la Faculté, nous conserverons un souvenir ému et cordial.

AVANT-PROPOS

Ayant eu l'occasion de feuilleter en ces derniers temps le *Traité pratique des Maladies des Enfants* par *Richard* (*de Nancy*), nous avons trouvé au chapitre traitant des imperforations de l'anus et du gros intestin, page 43, l'observation suivante :

« Un enfant, exposé à la crèche de l'hospice au mois d'avril 1818, n'avait rendu aucune matière stercorale après plusieurs jours. Son ventre était ballonné, très douloureux, l'anus était entrouvert ; une sonde y pénétrait de quelques lignes, rencontrait un obstacle qu'elle pouvait franchir, et, de là, s'avançait encore à la profondeur de deux pouces. Je pensai qu'elle allait au-delà de l'S iliaque à la hauteur du côlon descendant. Il fallait d'ailleurs tenir compte de l'inflexion du tube intestinal qui suffisait pour en arrêter la marche.

Vaincu enfin par la douleur de cet enfant, que n'avaient pu soulager aucun lavement, aucun minoratif, je me décidai à ouvrir ou le cœcum ou le côlon ascendant dans la région iliaque droite. La paroi abdominale étant ouverte, je trouvai le cœcum et le côlon vides. Il était inutile de les inciser, et je fus obligé de m'arrêter devant cette opération imparfaite. L'enfant vécut 13 jours, les vomissements dégorgeant le tube intestinal.

L'autopsie fit connaître que la cloison obturatrice était placée dans l'intestin iléon dont la partie supérieure était énormément distendue. Les circonvolutions étaient effacées, et l'intestin grêle ne formait qu'une vaste poche ; le péritoine y adhérait de toutes parts. Le cœcum, qui se put voir alors distinctement, était rétréci au point d'égaler à peine un tuyau de plume ; la valvule obturatrice était placée très près de l'intestin de l'iléon dans le cœcum. »

Dans cette observation, malheureusement assez incomplète, surtout au point de vue anatomo-pathologique, il s'agit, non d'une imperforation de l'anus ou du gros intestin, mais d'une oblitération congénitale de l'iléon avec rétrécissement du cœcum et très probablement aussi, bien que *Richard* n'en fasse pas mention, du reste du gros intestin. Nous nous sommes demandé si pareille malformation, dont nous n'avions jamais eu connaissance auparavant, pouvait réellement exister et nous avons eu la curiosité de faire quelques recherches dans ce sens. Nous nous sommes demandé aussi si, dans ce cas, l'intervention chirurgicale est, comme paraît le croire *Richard*, tellement inutile ou tellement dangereuse qu'on soit obligé d'abandonner à leur triste sort les malheureux enfants atteints de cette redoutable infirmité.

Nous avons eu le bonheur de trouver une série d'observations se rapportant à l'anomalie signalée par *Richard* et nous avons pensé qu'il pourrait être intéressant de les publier, afin d'en tirer, si possible, une règle de conduite qui pût guider le praticien appelé à constater et à traiter pareille malformation

Nous disons « malformation » et par là nous montrons bien qu'il s'agit dans cette étude de lésions déjà anciennes, acquises aux premiers stades de l'évolution embryonnaire, et non d' « occlusions aiguës », de causes diverses (volvulus, étranglement aigu, invagination, compression par une tumeur), que tout enfant peut présenter au jour de sa naissance ou dans les jours suivants.

Cette première distinction établie, nous limiterons encore davantage notre sujet, en étudiant exclusivement les *Oblitérations et Rétrécissements congénitaux de l'intestin grêle,* c'est à dire *du jejuno-iléon,* laissant de côté le duodénun et le gros intestin. En éliminant de notre étude les oblitérations et rétrécissements du duodénum, qui sont pourtant relativement fréquents, nous n'avons d'autre but que de rester dans le cadre essentiellement pratique que nous nous sommes tracé, estimant, en effet, — on en verra les raisons au Chapitre *Anatomo-Pathologie* — que ces malformations duodénales sont absolument irréparables et, partant, justiciables d'aucune étude thérapeutique. Et quant aux atrésies et sténoses portant sur le gros intestin, — il s'agit le plus souvent du rectum — leur traitement opératoire est réglé depuis trop longtemps pour qu'il soit nécessaire ni même utile d'y revenir dans une nouvelle étude.

Un mot encore pour achever de définir nettement l'objet de notre Thèse. Ce travail est intitulé : *Des Oblitérations et Rétrécissements congénitaux de l'intestin grêle.* Qu'il soit bien entendu qu'il ne s'agit pas ici de rétrécissements modérés donnant lieu à des symptômes plus ou moins accentués d'occlusion intestinale subaiguë ou chronique, mais de *rétrécissements très serrés*, occasionnant un arrêt absolu des matières, qui équivalent par conséquent à une oblitération complète et doivent être traités de même.

Enfin notre étude s'attache surtout au *Traitement chirurgical* de ces malformations, notre but ayant été avant tout de montrer ce que pouvait tenter et espérer le praticien en présence d'une affection fatalement mortelle si elle est abandonnée à elle-même, et qui jusqu'à ces derniers temps n'avait guère intéressé que la curiosité des accoucheurs et des anatomo-pathologistes.

Nous laissons à d'autres le soin de reprendre par le détail les nombreuses descriptions anatomiques et interprétations pathogéniques suscitées par toutes les observations publiées et de mettre un peu de clarté là où règne encore tant d'obscurité ; nous n'en retiendrons, pour notre part, que juste les données nécessaires pour l'établissement des indications opératoires.

Les travaux d'ensemble sont d'ailleurs rares sur la question qui nous occupe, et je ne trouve guère à citer, en France, que les Thèses de *Ducros* (Imperforations et Rétrécissements congénitaux de l'intestin grêle, *Thèse de Paris*, Avril 1895) et *Ecoffet* (Occlusion intestinale congénitale chez le nouveau-né. *Thèse de Paris*, Mars 1900), et en Allemagne, le mémoire de *Theremin* (Ueber Kongenitale Occlusionen des Dünndarms. (*Deut. Zeitschr. f. Chir.* 1877. Bd. VIII. S. 34), la Thèse de *Schlegel* (Zur Kasuistik des angeborenen Darmverschlusses und der fœtalen Peritonitis. *Dissertation*, Bern 1891) ; enfin le récent travail de *Braun* (Ueber den angeborenen Verschluss des Dunndarms und seine operative Behandlung. *Beitr. zur Klin. Chir.*, 1902. T. XXXIV. S. 993) (1).

A côté de ces travaux d'ensemble, on trouve, éparses dans la littérature, un assez grand nombre de communications ayant trait à des observations isolées : on retrouvera l'indication des principales d'entre elles au cours des pages qui vont suivre.

(1) Notre travail était presque terminé lorsque nous avons eu connaissance du Rapport tout récent lu à la Société de Chirurgie de Paris. (Séance du 11 février 1903), par *M. Tuffier* sur un *Cas d'oblitération congénitale de l'intestin grêle* observé par M. Letoux (de Vannes).

Ce rapport, très intéressant et très complet, contient des conclusions fort analogues à celles qui résultent de nos propres recherches ; il s'appuie d'ailleurs sur une statistique presque identique à celle que nous avons relevée nous-même.

CHAPITRE PREMIER

Anatomie pathologique.

Avec *Ducros* (1), nous diviserons, au point de vue pathologique, les occlusions congénitales de l'intestin grêle en : *O. par rétrécissement*, *O. par oblitération* et *O. par scission de l'intestin*. Cette division a l'avantage de répondre aux trois principales variétés anatomiques que présentent ces malformations, classées suivant une progression croissante dans la gravité de la lésion. On peut y ajouter les occlusions par absence du gros intestin et d'une portion plus ou moins grande de la partie terminale de l'intestin grêle ; de ces dernières, nous ne dirons que quelques mots, car elles sont liées d'ordinaire à d'autres malformations organiques graves, incompatibles avec la vie.

Sur 81 cas d'occlusions congénitales de l'intestin grêle, duodenum compris, rassemblés par *Ducros* (1), nous trouvons : 26 rétrécissements, 35 oblitérations et 20 scissions. Quant à la fréquence de ces différentes formes d'occlusion. prises en bloc, comparée dans les différents segments de l'intestin, voici à ce sujet les renseignements que nous donne *Schlegel* (4). Sur un total de 89 cas d'atrésies et de sténoses congénitales du tractus intestinal, cet auteur en a trouvé 54 ayant trait à l'intestin grêle (60,6 0/0), 29 au duodenum (32,5 0/0) et 6 seulement au côlon, 6,6 0/0). Nous voyons donc que les occlusions congénitales portant sur l'intestin grêle sont de beaucoup les plus fréquentes.

Nous allons étudier maintenant séparément les différentes variétés.

1° *Rétrécissements.* — Le rétrécissement est une sténose du tube digestif telle qu'elle aboutit à l'empêchement fonctionnel de cet organe.

A) Siège. — Les auteurs qui se sont occupés de la question ont tous remarqué que le siège de la lésion n'est pas uniformément répandu sur toute la longueur du jéjuno-iléon : elle occupe de préférence la portion terminale de l'iléon. C'est ainsi que sur 18 cas de rétrécissements portant sur ce segment de l'intestin, *Ducros* (1) a trouvé le rétrécissement :

3 fois au niveau de l'angle duodéno-jéjunal ;

1 fois sur le 1/3 supérieur de l'iléon ;

13 fois dans sa moitié inférieure et principalement dans la limite d'insertion du canal omphalo-mésentérique (union du 1/3 moyen et du 1/3 inférieur de l'iléon) ;

1 fois sur la valvule de Bauhin.

B) Formes. — La configuration du rétrécissement est très diverse.

Le cas le plus simple est celui où le rétrécissement est constitué par un *repli valvulaire* de la muqueuse intestinale, avec une légère coarctation du calibre de l'intestin. La partie de l'intestin située au-dessus de la valvule est le plus souvent plus ou moins dilatée et la partie située au-dessous est généralement plus ou moins atrophiée ; mais les choses ne se présentent pas forcément ainsi et il est des cas où, au-dessus et au-dessous de la valvule, l'intestin conserve un calibre à peu près normal. Les valvules peuvent d'ailleurs être multiples, cas de *Laborde* (7), échelonnées le long de l'intestin grêle, au nombre de 4 à 5, séparées par des intervalles de 3 à 6 centimètres.

Généralement, la coarctation se fait sur une étendue plus considérable. Les cas suivants peuvent servir de type pour montrer la progression croissante de la sténose. Dans 2 cas de *Sutton* (8), celle-ci est constituée par un rétrécissement segmentaire de l'intestin grêle long de 3 à 4 centimètres, situé au niveau de l'insertion du canal vitellin, et admettant une plume de corbeau ; la portion d'intestin grêle située en aval du rétrécissement a un diamètre à peu près égal à celui du segment supérieur du tube digestif.

Dans un cas de *Cazin* cité par *Ducros* (1), au contraire, l'intestin qui présente, au niveau du point d'insertion du conduit omphalo-mésentérique, un repli muqueux valvulaire, se rétrécit brusquement au-dessous de ce point; son diamètre tombe de 25 millimètres à 7 millimètres et jusqu'à l'anus, il conserve ainsi un volume qui ne dépasse pas celui d'une plume d'oie. Ce dernier cas, il faut bien le dire, est celui qui se présente le plus généralement. Qu'il y ait rétrécissement valvulaire ou rétrécissement segmentaire, et quelle que soit la cause de ce rétrécissement, le plus souvent toute la portion d'intestin située au-dessous de ce rétrécissement y compris le gros intestin se trouve elle-même rétrécie par arrêt de développement. Au contraire, la portion d'intestin située au-dessus de l'obstacle est d'autant plus dilatée que cette portion a une longueur plus considérable ; elle peut atteindre 2 fois le diamètre normal de l'intestin dans les cas de sténose très prononcée. Cette dilatation est causée par les gaz accumulés et par le méconium ; la présence de celui-ci n'est signalée dans la portion inférieure atrophiée de l'intestin que dans de très rares observations et toujours en infime quantité. Le plus souvent, cette portion inférieure ne renferme qu'un magma épais et blanchâtre formé de débris épithéliaux et de sécrétions intestinales.

2° *Oblitérations.* — L'occlusion par oblitération est plus fréquente, avons-nous dit, que l'occlusion par rétrécissement (35/26). Elle représente un degré de plus dans l'atrésie congénitale.

A) Siège. — Comme siège, elle présente d'ailleurs les mêmes points d'élection que les rétrécissements, c'est-à-dire, de préférence, la moitié inférieure de l'iléon. Sur 27 cas d'oblitérations portant sur le jejuno-iléon, *Ducros* (1) en trouva :

5 sur l'angle duodéno-jéjunal ;

4 sur le tiers supérieur de l'iléon ;

14 sur la moitié inférieure de l'iléon ;

4 au niveau de la valvule de Bauhin.

B) Formes. — L'oblitération de l'intestin grêle peut se présenter sous l'une des trois formes suivantes : *O. par étranglement; O. par cloisonnement; O. segmentaire.*

a) *Oblitération par étranglement.* — Ce mode est prouvé de la façon la plus nette par le cas de *Craig* (9). L'obstruction siégeait au niveau du cinquième supérieur de l'iléon ; à ce niveau se trouvait une bride, ressemblant comme structure à l'épiploon, qui étranglait l'intestin ; au-dessus, celui-ci était distendu par les gaz ; au-dessous, il était atrophié.

A l'intérieur, au niveau de l'étranglement, la lumière de l'intestin était complètement oblitérée par soudure des parois. Cette soudure s'explique si l'on tient compte de l'époque à laquelle elle s'est opérée, c'est-à-dire à un moment où la muqueuse, imparfaitement constituée, a pu facilement unir ses éléments (?). *Theremin* (3) a présenté un cas semblable.

Dans une observation de *Blot* (10), l'intestin grêle, dans son tiers inférieur, était hernié dans un hiatus du mésentère ; il était très dilaté au-dessus de l'orifice mésentérique et atrophié au-dessous ; au niveau même de l'hiatus, il y avait oblitération complète de la lumière intestinale.

b) *Oblitération par cloisonnement.* — Dans ce mode d'occlusion congénitale il existe un septum membraneux plus ou moins épais qui oblitère transversalement la lumière intestinale et qui intercepte absolument la circulation des matières. Ce cloisonnement transversal représente probablement le degré le plus élevé de ces formations valvulaires que nous avons signalées tout à l'heure comme agents des rétrécissements congénitaux. Il offre d'ailleurs une constitution différente suivant les cas. Tantôt — c'est là un fait exceptionnel — il s'agit d'une *cloison de nature purement fibreuse*, sans le moindre revêtement muqueux, qui coupe perpendiculairement la lumière intestinale. Tantôt — et c'est la règle — *la cloison est uniquement formée par la muqueuse intestinale* et il n'existe pas la moindre trace de tissu cicatriciel. Dans ce cas, voici généralement la disposition qu'on rencontre. Extérieurement, un léger étranglement, semblable à celui que produirait un simple fil passé autour d'une anse intestinale, manifeste la lésion intérieure ; cette striction extérieure est si étroite qu'à l'autopsie elle passe inaperçue si l'on n'y regarde de très près, parce que tout paraît normal autour d'elle. La partie de l'intestin supérieure à l'obstacle, énormément dilatée, se rétrécit peu à peu à la façon d'un tronc de cône, et arrive ainsi jusqu'au niveau du point resserré ; au-delà, l'intestin se continue avec un calibre réduit, mais il est sain en apparence. Si l'on ouvre l'intestin et qu'on examine attentivement le point oblitéré, on s'aperçoit que l'oblitération est formée par l'adossement des deux culs-de-sac de la muqueuse. Celle-ci se présente avec tous ces caractères, avec ses stries glandulaires, sa coloration et son aspect habituels. Ces caractères se trouvent notés dans toutes les observations (voir celles rapportées par Ducros (1), et le moindre doute ne peut s'élever à cet égard.

Le plus souvent l'oblitération membraneuse est unique, mais parfois aussi le *cloisonnement est multiple* et s'échelonne à des distances variables le long du conduit intestinal *Guersant* (11), *Osiander* (12), *Laborde* (7). Ces atrésies membraneuses multiples peuvent d'ailleurs se combiner avec des sténoses valvulaires ou segmentaires plus ou moins nombreuses et accentuées. Par exemple, tout d'abord et supérieurement, il peut exister une imperforation complète au-dessus de laquelle l'intestin est très distendu ; au-dessous l'intestin devient vermiforme, mais reste perméable, puis, ou bout de 4 ou 5 centimètres, cette perméabilité cesse par adossement des deux muqueuses, et on trouve une seconde occlusion ; puis, de nouvelle perméabilité pendant 3 à 5 centimètres et nouveau occlusion semblable à la précédente ou rétrécissement valvulaire plus ou moins accentué. On peut compter ainsi 6, 7 cloisonnements ou pseudo-cloisonnements successifs.

Voici quelques exemples : *Krœnlein* (13) a cité un cas où il existait, outre une atrésie complète de l'intestin grêle, un rétrécissement situé à 25 centimètres plus haut. *Fiedler* (14) a observé au-dessous d'une première oblitération complète une deuxième oblitération membraneuse non moins complète et, en outre, à 2 centimètres au-dessus de l'anus, un rétrécissement très accentué, mais cependant encore perméable. *Küttner* (15) a vu une première oblitération à la jonction du jéjunum et de l'iléon, puis successivement trois autres segmentations complètes de l'intestin. *Schottelius* (16) a trouvé sur le même sujet plusieurs rétrécissements très accentués accompagnés de plusieurs atrésies complètes de l'intestin, lequel se présentait divisé en plusieurs segments longs de 5 à 6 millimètres et de calibre variable « allant de la ténuité d'un fil à l'épaisseur d'une plume d'oie ». *Fischer* (17) et *Theremin* (3) ont rencontré les mêmes dispositions. *Thorel* (18) a trouvé, à 80 centimètres au-dessous du pylore, une première atrésie, puis, échelonnées jusqu'à 38 centimètres de la valvure de Bauhin, une succession de 7 autres atrésies de 3 centimètres à 3 centimètres 1/2 d'étendue, séparant des portions perméables d'intestin longues de 5 à 22 centimètres. Dans les cas de *Verneuil* (19) et de *Simmonds* (20), il existait, outre l'oblitération de l'intestin grêle une oblitération de l'S iliaque et, dans le cas de *Fischer* (17), du rectum. Enfin *Schüppel* (21) raconte qu'il a vu chez un nouveau-né, en 10 points différents, des atrésies atteignant de 3 millimètres à 3 centimètres 1/2 de largeur, entre lesquelles existaient 9 segments d'intestin perméable de 1/4 de pouce à 35 pouces de longueur.

c) *Oblitération segmentaire*. A propos du rétrécissement, nous l'avons vu constitué par un canal rétréci, long de plusieurs centimètres. A un stade plus avancé, nous nous trouvons en présence d'un cordon plein, complètement oblitéré. Cette variété se rencontre d'ailleurs dans les mêmes points (moitié inférieure et terminaison de l'iléon) où s'observent les rétrécissements segmentaires.

La partie oblitérée est réduite au volume d'un cordon de 1 à 5 millimètres de diamètre de longueur variable pouvant atteindre plusieurs centimètres, tantôt plein sur toute son étendue, tantôt sur une partie seulement. Cette variété d'oblitérations a été observée au niveau de la terminaison de l'iléon par *Depaul* (22) ; il existait là un cordon grêle absolument imperméable, long de 6 centimètres, qui reliait le cœcum à l'extrémité de l'intestin grêle terminé en cul-de-sac. Un semblable cordon existait dans le cas de *Martens* (24); l'examen microscopique démontra que ce cordon, en apparence plein, contenait une lumière centrale excessivement ténue, entourée de tuniques, muqueuse et musculeuse, parfaitement reconnaissables. Ce cordon est d'ailleurs adhérent au bord du mésentère qui se continue sans interruption du segment intestinal situé au-dessus de l'atrésie au segment intestinal situé au-dessous.

Disons maintenant quelques mots de ces deux segments d'intestin et des dispositions anatomiques qu'ils affectent et qui les différencient :

Au-dessus de l'obstacle on trouve constamment une dilatation énorme, telle que souvent, à l'opération ou à l'autopsie, l'anse distendue a été prise pour l'estomac lui-même. L'intestin dépasse souvent le calibre de celui d'un adulte, présentant 3, 4, 5, 6 et même 7 centimètres de diamètre. Cette distension s'étend d'ordinaire très haut au-dessus de la sténose, sur une longueur de 20 à 30 centimètres et même davantage. L'anse distendue remplit parfois tout l'abdomen, repoussant en haut le diaphragme ou bien descendant en bas jusqu'au petit bassin et recouvrant toute la partie de l'intestin atrophiée.

Elle présente généralement des bosselures semblables à celles du gros intestin. Les parois ne sont pas toujours amincies, comme on pourrait le croire, par suite de leur distension excessive ; mais dans un tiers des observations à peu près, on voit qu'elles sont épaissies, hypertrophiées. Cette hypertrophie fonctionnelle, (*Busachi* (25) a démontré qu'elle se produisait surtout aux dépens de la tunique musculaire), est plus accentuée au niveau de l'ampoule du cul-de-sac terminal. Le contenu du bout supérieur de l'intestin est le même dans toutes les observations. C'est un liquide jaunâtre habituellement, ou bien de coloration plus foncée ; mais parfois aussi ce sont des matières plus ou moins visqueuses, filantes, épaisses, d'un vert plus ou moins noirâtre (méconium). En outre, il y a beaucoup de gaz, soit inodores, soit infects qui distendent considérablement l'anse intestinale et sont la cause du météorisme de l'abdomen.

Au-dessous de l'obstacle, le conduit intestinal est extrêmement rétréci ; son diamètre n'est guère que de 5 millimètres en moyenne, parfois plus, mais souvent aussi moins : la plupart des auteurs lui assignent la grosseur d'une plume de corbeau ou d'oie.

Il résulte de cette réduction de calibre que la masse intestinale présente un tout petit volume et ressemble à un paquet de vers pelotonnés. Non seulement il y a réduction en calibre, mais aussi en longueur : tandis que la portion dilatée s'allonge, la portion rétrécie se raccourcit. Selon le siège de l'atrésie, cette masse réduite des anses grêles est rejetée soit à droite soit à gauche : un développement exagéré de l'anse duodéno-jéjunale la refoule généralement en bas et à gauche ; la dilatation de la partie supérieure de l'iléon la rejette à droite. Quel que soit d'ailleurs le siège de l'obstruction, les anses dilatées se placent le plus souvent en avant du paquet des anses atrophiées qui se trouvent appliquées contre la colonne vertébrale. L'atrophie porte, du reste, également sur tout le gros intestin (cœcum et son appendice, côlons, S iliaque) qui ne présente généralement pas un calibre supérieur à celui des anses grêles rétrécies, quoique on ait constaté à ce sujet plusieurs exceptions. L'ampoule rectale reste d'ordinaire dilatable sur une hauteur plus ou moins grande et se termine par un anus parfaitement conformé et perméable. La structure histologique du segment de l'intestin situé au-dessus de l'oblitération décèle des signes d'atrophie manifeste. La tunique musculaire n'existe pour ainsi dire pas : elle est remplacée par une couche conjonctive, sans apparence de stries transversales et formée de fibres de tissu conjonctif et de quelques fibres-cellules musculaires (*Cazin* (27). Le contenu de cette portion de l'intestin sous-jacente à la sténose est constitué par des matières blanchâtres, « albumineuses » plus ou moins épaisses, visqueuses, adhérentes à la paroi qu'elles recouvrent comme une sorte d'enduit saburral. Elles sont, en général, peu abondantes et ne se montrent que par places.

Dans certains cas, ces substances peuvent avoir une certaine fluidité ; mais, le plus souvent, elles se réunissent en boulettes d'aspect caséiforme, formant de petits grumeaux grisâtres, de matière assez dense, un peu grasse, sans odeur, échelonnés le long du canal intestinal et réunis par des filaments ou des plaques de mucus. Au microscope, ces grumeaux se montrent constitués par des débris d'épithelium, sans trace de méconium. L'absence du méconium est la règle dans le segment d'intestin situé au-dessous de l'oblitération. Cependant sa présence se trouve signalée, en très petites quantités, dans quelques observations (5). Il est probable que, dans ces cas, l'oblitération intestinale ne s'était formée ou complétée que postérieurement à l'apparition de la sécrétion biliaire.

En somme, ce qu'il faut retenir surtout, au point de vue pratique, de la description anatomo-pathologique que nous venons de faire, c'est ce fait constant noté dans toutes les observations de la dilatation considérable du bout supérieur de l'intestin distendu par le méconium et les gaz, et le rétrécissement non moins considérable du bout inférieur qui ne contient qu'un magma formé de mucus et de débris épithéliaux. Je crois bon de donner ici quelques chiffres qui feront bien ressortir cette différence de calibre des deux segments intestinaux. Dans les observations de *R. Küttner* (27), *Thore* (28), *Charrier* (29), *Fischer* (17), le bout central de l'intestin avait les dimensions d'un intestin grêle d'adulte, alors que le bout périphérique jusqu'à l'anus n'avait qu'un diamètre égal à celui d'un ver de terre, d'un crayon, d'un porteplume. Dans les cas de *Hénoch* (30), le bout supérieur avait le volume du pouce et il était relié au bout inférieur par un mince cordon de l'épaisseur d'une aiguille à tricoter; le bout inférieur n'était guère que trois fois plus gros que ce cordon. Dans l'observation de *Hecker* (31), le bout supérieur avait un diamètre de 2 centimètres, l'inférieur de 4 à 5 millimètres seulement. Ce diamètre atteignait dans l'observation de *Gærtner* (32), respectivement pour le bout supérieur et pour le bout inférieur, 6 centimètres et 6 millimètres; dans celle de *Polaillon* (33), 3 cm. 5 et 5 millimètres; *Davies-Colley* (34) écrit que, dans les cas observés par lui, le bout supérieur atteignait 1 cm. 5 de diamètre, tandis que le bout inférieur affectait la forme d'un mince cordon. Dans le cas de *Lameris* (35), le diamètre de l'intestin grêle était de 3 à 3 cm. 5, celui du côlon de 4 millimètres seulement. Dans les cas de *Fiedler* (14), le bout supérieur, sectionné et étalé, mesurait de 9 à 10 centimètres de large tandis que le volume du bout inférieur ne dépassait pas celui d'un gros crayon. Dans les cas de *Braun* (5), enfin, le bout supérieur avait 2 à 2 cm. 5 de diamètre, le bout inférieur 6 millimètres seulement.

Il existe cependant quelques exceptions à cette règle concernant les dimensions respectives du bout supérieur et du bout inférieur de l'intestin présentant une oblitération congénitale. C'est ainsi que *Simmonds* (20) raconte que, chez l'enfant qu'il opéra pour une atrésie portant sur l'intestin grêle, le côlon se trouvait distendu.

Il est vrai que ce fait peut s'expliquer par l'existence d'une seconde oblitération qui siégeait sur l'S iliaque et qui avait empêché l'élimination du mucus et des débris épithéliaux et occasionné leur accumulation dans le gros intestin. Un autre fait exceptionnel, c'est l'aplatissement de la portion d'intestin qui se trouve située au-dessus de l'atrésie ou de la sténose. Il en était ainsi dans le cas de *Krœnlein* (13); mais ici encore ce fait s'explique par un fort rétrécissement intestinal siégeant en amont de l'oblitération.

3° *Scissions intestinales*. — Il nous reste maintenant à

étudier une dernière variété de lésions congénitales occasionnant l'occlusion intestinale : c'est la division de l'intestin en deux, trois ou plusieurs segments complètement séparés, c'est-à-dire ayant perdu toute continuité les uns avec les autres. Ici encore en ce qui concerne le *siège* de la ou des scissions, nous trouvons des données tout à fait comparables à celles que nous avons mentionnées dans le rétrécissement ou l'oblitération. Sur 12 cas de scission de l'intestin grêle (jéjuno-iléon), *Ducros* (1) les a notées :

3 fois au niveau de l'angle duodéno-jéjunal ;
8 fois sur la moitié inférieure de l'iléon ;
1 fois au niveau de la valvule de Bauhin.

Les divisions congénitales de l'intestin siègent donc surtout vers la partie inférieure de l'iléon. Généralement la division est unique, c'est-à-dire que l'intestin se présente en deux segments. Ces deux segments sont terminés en cul-de-sac ; l'espace qui les sépare varie d'ordinaire de quelques millimètres à quelques centimètres ; mais le bout inférieur peut être également beaucoup plus distant du bout supérieur : dans le premier cas généralement, un même mésentère les réunit, passant d'un segment à l'autre avec un bord libre et flottant ; dans le second cas, au contraire, on n'observe jamais de mésentère entre les deux parties. Relativement à la distance qui, dans ce dernier cas, peut séparer les deux bouts, voici quelques chiffres que je relève dans les auteurs. Dans le cas *Charrier* (29), le bout supérieur était dans la fosse iliaque, le bout inférieur sous le foie et réuni à la vésicule biliaire par un tractus fibreux. Dans un cas de *Jacoby* (86), le bout supérieur occupait la région cœcale, tandis que le bout inférieur, à peine long de 3 centimètres, était aplati contre la colonne vertébrale à laquelle il adhérait fortement : il était situé à peu près au niveau du point où se trouve normalement l'hiatus de Winslow. *Hecker* (31) a vu le segment supérieur de l'intestin grêle se terminer à 97 centimètre du pylore, au niveau du détroit supérieur du bassin, tandis que le segment inférieur se trouvait fixé sous le lobe droit du foie, à côté de la vésicule biliaire. Dans le cas de *Lilienfeld* (37), enfin, le bout périphérique occupait la région cœcale, tandis que le bout central, privé de mésentère, se cachait sous le lobe gauche du foie.

Relativement aux dimensions respectives des deux bouts de l'intestin des caractères anatomiques de leurs parois et de la nature de leur contenu, tout ce que nous avons dit pour l'oblitération simple s'applique également ici; nous n'y reviendrons donc pas.

Signalons cependant deux particularités qui acquièrent une grande importance au point de vue pathologique, c'est d'abord l'absence de mésentère notée dans plusieurs observations au niveau du cul-de-sac terminal de chaque segment, et se prolongeant parfois sur une longueur de plusieurs centimètres, signe manifeste d'un arrêt de développement ayant porté sur cette région du tractus digestif. C'est ensuite la constatation très intéressante faite par *Braun* (1) et par *Chiari* (38) au voisinage du cul-de-sac du bout inférieur d'une portion de cylindre intestinal invaginée, encore parfaitement reconnaissable (voyez les figures si démonstratives de *Braun* (5), ou déjà en voie de désagrégation, *Chiari* (38) : il y a là un processus pathogénique, rare il est vrai, mais très curieux, d'occlusion congénitale de l'intestin.

Les *scissions multiples* de l'intestin peuvent également

s'observer chez des nouveau-nés, d'ailleurs parfaitement bien constitués extérieurement. Il en était ainsi dans les cas de *Schœffer* (39) et de *Voillemier*. Dans le premier, la troisième portion du duodenum, après avoir percé le méso-côlon, finissait en cul-de-sac; le jéjunum commençait dans l'hypochondre droit par un cul-de-sac, à une assez grande distance du duodenum, était fort étroit et ne contenait que du mucus; plus bas enfin, dans la région d'insertion du conduit omphalo-mésentérique, on trouvait une nouvelle division complète. Dans le cas de *Voillemier* (40), l'enfant présentait une imperforation rectale et une double scission intestinale. La première scission se trouvait à 85 centimètres du commencement de l'intestin; le bout inférieur était séparé du supérieur par une distance de 4 centimètres et aucun cordon fibreux ne rattachait ces deux parties; plus bas, nouvelle division en deux autres portions tout à fait libres présentant les mêmes caractères que les précédentes; la cavité de ces segments intestinaux contient une petite quantité de matière blanchâtre, visqueuse, albumineuse, parfois réduite en boulettes.

Pour être complet, je terminerai ce chapitre d'anatomie pathologie en signalant les cas (*Voisin*, *Cahen*, *Ahlfeld*), où l'oblitération de l'intestin grêle se compliquait en outre d'une absence totale du gros intestin, anomalie dont nous allons retrouver plus bas l'explication pathogénique la plus vraisemblable, ainsi que cette observation jusqu'ici unique dans son genre et inexplicable de *Fairland* (44), dans laquelle il s'agissait d'un enfant présentant une division du duodenum en deux conduits secondaires, dont l'un, perméable, mais absolument vide, se continuait jusqu'à l'anus, tandis que l'autre, long seulement de 32 centimètres, était distendu par du méconium et servit à placer l'anus artificiel.

CHAPITRE II

Pathogénie.

La pathogénie des oblitérations et rétrécissements congénitaux de l'intestin grêle n'est peut-être pas aussi obscure qu'elle paraît l'être au premier abord. Elle est seulement très variée : tous les auteurs sont d'accord sur ce point.

Avant de l'aborder, je dirai en passant quelques mots de l'influence de l'*hérédité* dans l'étiologie de cette affection. *Wünsche* (45) et *Fairland* (44) ont cité à ce point de vue deux observations intéressantes. Dans la première, nous apprenons des parents de l'enfant atteint d'oblitération de l'intestin grêle, qu'ils avaient déjà perdu deux enfants âgés de 5 et 6 ans qui vomissaient leurs aliments après les avoir plus ou moins digérés et sans avoir jamais présenté de selles par l'anus. Dans l'observation de Fairland (44) les parents du petit malade déclaraient également qu'ils avaient déjà perdu antérieurement un enfant âgé de 4 jours, qui présentait une imperforation rectale élevée.

J'en viens maintenant à l'énumération des théories pathogéniques émises pour expliquer ces malformations. Von Ammon (46) considérait l'oblitération congénitale de l'intestin grêle comme un *arrêt de développement* survenu aux stades primitifs de formation du tractus intestinal, à l'époque où ce tractus est encore formé de deux segments séparés, buccal et anal. Ces deux segments marchant l'un au devant de l'autre pour se souder ultérieurement en seraient empêchés par une cause quelconque qui gênerait cette coalescence. Aujourd'hui que nos connaissances sur l'embryogénie de l'intestin se sont modifiées, la conception de Von Ammon n'est plus admissible. La théorie de l'arrêt de développement a été reprise sous une autre forme au Congrès des anatomistes (Lyon-Nancy 1901), par *Jaboulay* (47). A l'occasion d'une pièce d'oblitération de l'intestin grêle ou mieux d'absence de tout un segment interiléo-colique, cet auteur a déclaré qu'il avait injecté les artères de ce fœtus et constaté que l'anastomose qui existe normalement entre les dernières branches de l'artère mésentérique inférieure n'existait pas. Or c'est cette absence de communication entre les deux artères qui, pour Jaboulay, aurait été la cause de l'atrophie de la partie terminale de l'iléon. Il pense que ces anomalies sont fréquentes et doivent être souvent invoquées pour expliquer l'imperforation des conduits.

Durante (48) incrimine des *lésions vasculaires* dues soit à des infections, soit à des intoxications à travers le placenta. Le système circulatoire du fœtus serait frappé dans son évolution et les organes auxquels sont destinées les artères malades souffriraient dans leur vitalité et dans leur développement.

Une des causes d'occlusion intestinale les plus fréquentes de l'avis unanime de tous les auteurs, c'est l'atrésie par *torsion de l'intestin* autour de son axe. *Rokitansky* (52) avait déjà signalé le fait en 1861. Nombre d'autres cas ont été publiés depuis, que je ne puis citer dans ce court exposé.

Pour *Hüttenbrenner* (53), l'intestin subit des déplacements lents avant d'arriver à sa place définitive. Pendant ces déplacements les mouvements propres de l'embryon peuvent, rarement il est vrai, provoquer la *torsion du mésentère*, une demi-fois ou une fois autour de son axe. Les conséquences de cette torsion sont : ou bien l'atrophie de la portion comprimée et la terminaison en cul-de-sac des parties de l'intestin situées au-dessus et au-dessous, ou bien l'oblitération de la partie inférieure de l'intestin et sa transformation en un cordon fibreux.

Toutefois il semble que l'oblitération en cul-de-sac des deux segments de l'intestin et leur écartement parfois considérable s'expliquent plus aisément encore si l'on fait intervenir une *invagination de l'intestin* avec gangrène ultérieure du bout invaginé et rupture finale avec solution de continuité. Ce mécanisme est invoqué par *Braun* (5) et *Chiari* (30).

Les oblitérations congénitales de l'intestin ayant comme siège fréquent le point d'insertion du *conduit omphalo-mésentérique*, plusieurs auteurs, entre autres *Ahlfeld* (43), *Trélat* (55) et *Sutton* (8), ont considéré ce dernier comme la cause de cette oblitération. Il agirait, soit en fixant l'intestin et en favorisant ainsi sa torsion, soit en exerçant une traction telle qu'il en résulterait des troubles circulatoires et finalement la gangrène de l'anse fixée. Le diverticule de Meckel, reste du conduit omphalo-mésentérique a d'ailleurs été rencontré dans plusieurs cas coïncidant avec l'existence d'une oblitération de l'intestin grêle, (v. *Ammon* (46), *Pretty* (56) et *Laméris* (35).

Les cas ne sont pas rares dans lesquels l'oblitération ou le rétrécissement sont dus à la présence d'un *septum trans-*

versal qui tantôt oblitère toute la lumière de l'intestin, tantôt présente un orifice plus ou moins grand, mais, en général, si étroit qu'il ne peut donner passage au méconium lui-même, tels sont, entre autres, les cas de *Kirmisson* (50) ; v. aussi *Darier* (60), de *Hufeland* (61), de *Thévenet* (62), de *Krœnlein* (13), *Klebs* (63). S'agit-il dans ces cas d'un étranglement primitif par bride circulaire avec dilatation consécutive du bout supérieur de l'intestin qui simulerait au niveau de l'étranglement, une véritable cloison *Klebs* (63) ? Ou bien y a-t-il simplement prolifération active d'un repli circulaire de la muqueuse, comme l'avance *Grawitz* (64) ?

La question n'est pas tranchée.

Une autre théorie pathogénique est à signaler : c'est celle qu'*Ahlfeld* (43) a émise pour expliquer l'absence totale du gros intestin qui accompagne certaines oblitérations de l'intestin grêle, cas de *Voisin* (41), de *Cohen* (42), de *Lamérис* (35).

Pour *Ahlfeld*, cette anomalie serait due à une véritable section, par la paroi abdominale se refermant au niveau de l'ombilic, au cours du développement embryonnaire, de toute une portion de l'intestin qui se serait trouvée en dehors de cette paroi. Ce qui rend cette hypothèse très vraisemblable, c'est la constatation dans certains cas, par exemple celui de *Voisin* (41), d'une fistule faisant communiquer la terminaison de l'intestin grêle avec l'extérieur au niveau de l'ombilic.

Je ne ferai que signaler la possibilité de l'atrésie par *ligature d'un hernie engagée dans le cordon* et liée avec lui ; le plus souvent, en effet, il ne s'agit là que d'un diverticule intestinal, et la guérison se fait spontanément et ne donne pas lieu aux accidents que nous étudierons ici.

L'existence de *rétrécissements cicatriciels* consécutifs à des altérations inflammatoires ou à des ulcérations de la paroi intestinale n'est pas prouvée, bien que *Henoch* (30), *Hempel* (57), *Ziegler* (58) et plus récemment *Thorel* (18) aient admis la possibilité d'atrésies intestinales de cette origine.

Simpson (49), *R. Küttner* (27), et après eux *Silbermann* (50), *Theremin* (3) et *Fiedler* (14) pensent que, dans nombre de cas, l'occlusion intestinale est la conséquence d'une *péritonite fœtale*, laquelle, par les pseudo-membranes et par l'agglutination des anses intestinales, détermine le rétrécissement et l'occlusion. Pour *Silbermann* (50) et *Simpson* (49), cette péritonite fœtale serait le plus souvent d'origine *syphilitique*.

Dans le cas de *Mauclaire* et *Alglave* (51) il existait certainement une péritonite *tuberculeuse*. *Fiedler* (14) admet qu'ensuite les adhérences peuvent disparaître complètement, mais que la lésion intestinale demeure et reste définitive. Cependant, dans certains cas, ces adhérences persisteraient sous forme de membranes, de *brides*. Tel est le cas de *Craig* (9) où la bride avait deux centimètres de long sur un de large. *Theremin* (3) a présenté un cas semblable.

Enfin dans une observation de *Blot* (10), l'intestin grêle, dans son tiers inférieur, était hernié dans un *hiatus du mésentère*; il était très dilaté au-dessus de l'orifice mésentérique et atrophié au-dessous; au niveau même de l'hiatus, il y avait oblitération complète de la lumière intestinale.

CHAPITRE III

Symptomatologie.

L'oblitération congénitale de l'intestin grêle — et encore une fois qu'il soit bien entendu que nous comprenons également sous ce nom les rétrécissements très serrés — donne lieu à un ensemble de phénomènes tant fonctionnels que physiques que nous allons énumérer rapidement :

A. *Vomissements.* — La première manifestation de l'atrésie c'est le vomissement. Il survient dès la naissance ou quelques heures ou quelques jours seulement après, en général le jour même ou le lendemain. L'enfant rend tout le lait qu'il avait bu dans les premiers moments, ou, s'il n'a pas pris le sein, rejette des matières glaireuses ou légèrement jaunâtres. Chaque tétée est l'occasion d'un nouveau vomissement. Le moment d'apparition de ces vomissements c'est-à-dire l'intervalle de temps qui les sépare de chaque tétée, et la nature des matières vomies, méritent d'être notés car ces signes ont une certaine valeur diagnostique. Des vomissements qui apparaissent immédiatement après la tétée et qui ne contiennent pas trace de colorants biliaires doivent faire soupçonner une oblitération de l'estomac ou de la portion toute initiale du duodénum. Lorsqu'au contraire les vomissements ne surviennent qu'un temps plus ou moins long après la tétée, et que les matières vomies sont colorées par la bile, il faut songer à une oblitération de l'intestin grêle ou du gros intestin ; d'après la précocité plus ou moins grande de leur apparition on pourra soupçonner un obstacle plus ou moins haut situé sur le tractus intestinal. Il ne faudrait cependant pas trop compter pouvoir déterminer de cette façon, même approximativement, le siège de l'oblitération sur l'intestin grêle. Car si *Charrier* (29), par exemple, a vu survenir les vomissements moins d'une heure après les tétées dans une obstruction siégeant à 6 centimètres seulement de la valvule de Bauhin, *Depaul* (22) ne les a vu apparaître que plusieurs heures après dans un cas d'atrésie occupant le voisinage du cœcum, et *Davies-Colley* (34) au troisième jour seulement dans un cas d'oblitération siégeant à 22 centimètres du cœcum. En somme, les variations dans le moment d'apparition et dans le mode de succession des vomissements semblent dépendre beaucoup des aptitudes individuelles, tels enfants ayant des réactions plus vives et par conséquent des vomissements plus précoces et plus intenses que d'autres.

Les vomissements sont, en général, continus avec quelques rémissions irrégulières ; parfois ils peuvent cesser pendant 24 ou 36 heures pour reprendre ensuite.

Dans le début ils sont constitués, avons-nous dit, par des substances glaireuses, des mucosités incolores, des matières visqueuses jaunâtres. Lorsque l'enfant a pris le sein, ce qui est le cas général, les liquides avalés viennent se joindre à ces substances. Quelquefois les vomissements sont couleur chocolat, dans les cas d'oblitérations jejunales haut situées, par suite d'hémorrhagies de la muqueuse stomacale produites par les efforts nauséeux et la distension extrême de l'estomac. — A un stade plus avancé les matières vomies prennent une coloration brune, noirverdâtre ou même complètement noire. A cette époque, leur odeur, nulle au début, devient stercorale, infecte, résultat des fermentations putrides qui s'accomplissent dans les intestins ; des gaz d'odeur repoussante sont émis avec les substances fécales, ou bien sous forme de renvois.

B. *Absence des selles.* — Le second signe qui attire l'attention des parents et du médecin c'est l'absence complète de méconium dans les langes de l'enfant, malgré la présence d'un anus bien conformé et perméable et l'existence d'une ampoule rectale plus ou moins profonde. Les lavements n'ont aucun effet et n'aboutissent pas à l'expulsion de la moindre parcelle de méconium. L'eau de lavage ressort en entraînant quelques-uns de ces grumeaux blanchâtres caracteristiques que nous avons décrits plus haut et qui n'ont absolument aucune ressemblance avec du méconium.

C. *Anurie*. — A l'absence de selles se joint, dans beaucoup de cas, de l'anurie. Celle-ci survient hâtivement, à tel point que bon nombre de petits malades n'ont jamais uriné ; d'autres fois elle s'établit au bout de deux ou trois jours seulement. Cette anurie serait, pour les uns, d'origine réflexe ; pour les autres, elle serait due à l'insuffisance d'absorption des liquides, à cause du rejet continuel des boissons ingérées.

Vers le second ou le troisième jour apparaissent de

nouveaux signes qui attestent une aggravation de l'état des petits malades. Ce sont, en outre, les *vomissements fécaloïdes* que nous avons signalés plus haut, de la *douleur* et du *ballonnement abdominal*.

D. *Ballonnement*. — Tout d'abord modéré, il ne tarde pas à acquérir des dimensions énormes. Il s'étend parfois uniformément à tout le ventre sans présenter de saillies ou proéminences distinctes, mais généralement le ballonnement occupe surtout les deux tiers supérieurs de l'abdomen et les parties latérales offrent un moindre développement. L'intensité du ballonnement n'est nullement en rapport comme on pourrait le croire, avec le siège de l'atrésie intestinale, une atrésie haut située semblant devoir *a priori* provoquer un ballonnement moins intense qu'une oblitération siégeant sur la partie inférieure de l'intestin ; c'est en effet parfois, tout le contraire qu'on observe. Le ballonnement semble bien plutôt être en relation étroite avec la nature de l'obstacle, simple sténose ou atrésie complète, et avec la qualité avec l' « étoffe » des parois du bout supérieur de l'intestin.

C'est ainsi que chez certains sujets — le fait est, il est vrai, exceptionnel — le ventre n'est qu'à peine distendu.

E. *La Douleur* paraît nulle au début ; elle s'accentue graduellement et produit une agitation continuelle qui prive l'enfant de sommeil et qui se manifeste par des plaintes et par des cris. Le ventre devient de plus en plus sensible à la pression et celle-ci provoque une souffrance qui se traduit sur la physionomie de l'enfant. En général, il existe des crises paroxystiques constituées par des contractions violentes pendant lesquelles les intestins développés par la rétention des matières et des gaz, se dessinent nettement sous la peau amaigrie. Des nausées suivies de l'expulsion d'une grande quantité de matières amènent alors une amélioration passagère.

Si nous passons maintenant des symptômes locaux aux F. *Symptômes généraux,* voici ceux que nous observons : Amaigri par l'inanition, épuisé par les crises de vomissements, tourmenté par la souffrance, le petit malade ne tarde pas à tomber dans un état de dépression profonde. Les téguments se refroidissent, se dessèchent et prennent une teinte terreuse ; le visage s'étire et se plombe, les yeux se cernent ; le pouls s'affaiblit, devient petit et fréquent, la température s'abaisse ; les extrémités se refroidissent et se cyanosent ; la respiration s'accélère et devient anxieuse. Dans certaines circonstances, au lieu d'hypothermie on constate de la fièvre ; mais celle-ci est alors la conséquence d'une complication, d'une péritonite par exemple. A la période ultime, apparaissent des spasmes nerveux tétaniques, des crampes, des contractures, un hoquet persistant et pénible, finalement la mort arrive dans le collapsus.

CHAPITRE IV

Pronostic.

Le pronostic des oblitérations et rétrécissements congénitaux de l'intestin grêle — est-il même besoin de le dire ? — est fatal.

D'après *Silbermann* (50), la durée de l'existence des enfants atteints de cette affection n'est, en moyenne, que de 4 jours dans les oblitérations haut situées sur l'intestin grêle et de 7 jours dans celles qui occupent la portion terminale de cet intestin. Le plus souvent, dans ce dernier cas, d'après les observations que nous avons compulsées, la mort survient au troisième, quatrième ou cinquième jour, bien qu'il ne soit pas rare de le voir tarder plus longtemps. On serait porté à croire que plus l'oblitération est bas située, plus les chances de survie sont grandes. Il n'en est rien cependant ainsi qu'on pourra en juger par les chiffres ci-dessous.

L'enfant traité par *Henoch* (30), et qui vécut 13 jours, présentait une oblitération de l'intestin grêle siégeant à 80 centimètres au-dessous du pylore. *Thore* (28) a observé un enfant atteint d'un rétrécissement siégeant au milieu d'un intestin grêle long de 70 centimètres, et qui vécut 10 jours; *Fiedler* (14) un autre avec un rétrécissement à 40 centimètres au-dessous du pylore, qui vécut 12 jours et demi; *Laborde* (7) un autre qui vécut 18 jours avec une oblitération siégeant à 20 centimètres du duodénum. L'enfant observé par *Krœnlein* (13) vécut 14 jours avec une atrésie placée à 265 centimètres du pylore, et celui de *Katz* (65), 3 semaines avec une oblitération de la partie inférieure de l'iléon. *Charrier* (29) a prétendu que les enfants nés à terme présentaient, dans le cas d'oblitération de l'intestin grêle, une survie moindre que ceux nés avant terme, parce que ceux-ci avaient des besoins fonctionnels plus limités. Rien n'est venu justifier l'exactitude de cette assertion.

CHAPITRE V

Diagnostic.

Les auteurs qui ont étudié d'une façon tant soit peu étendue la question des oblitérations et rétrécissements congénitaux de l'intestin grêle décrivent avec un certain luxe de détails les différents signes qui permettent de porter le diagnostic positif de l'affection, le diagnostic de son siège, de sa cause, enfin le diagnostic différentiel avec d'autres affections prêtant à des symptômes semblables. En réalité la valeur de ces signes est plus théorique que réelle et, dans la pratique, il n'en est qu'un petit nombre auquel il faille attacher de l'importance. Grâce à eux pourtant, le diagnostic exact pourra être porté dans la grande majorité des cas.

Les deux principaux signes qui doivent faire songer à une oblitération congénitale de l'intestin grêle sont les *vomissements* et l'*absence de selles* coïncidant avec la présence d'un *anus bien conformé* et d'une *ampoule rectale plus ou moins développée*.

Cependant le rétrécissement rectal infranchissable qu'on rencontre toujours, dans ces cas, au-dessus de l'ampoule, peut prêter parfois à une erreur de diagnostic en faisant penser à une atrésie ou à une imperforation du rectum, à tel point que plusieurs opérateurs sont intervenus par la voie périnéale.

Le diagnostic du siège même approximatif de l'oblitération est d'ailleurs impossible ; nous avons vu plus haut le crédit très relatif qu'il fallait accorder à ce sujet aux caractères des matières vomies et à l'époque d'apparition des vomissements. Peut-être, dans certains cas, pourrait-on fonder des présomptions plus grandes sur le siège de l'atrésie en s'appuyant sur la *forme et l'étendue du ballonnement abdominal.*

Le diagnostic différentiel doit se faire surtout avec la *péritonite aiguë du nouveau-né.*

Dans la péritonite l'enfant a également des vomissements d'abord alimentaires, puis bilieux, puis fécaloïdes, mais, d'autre part, il existe de la diarrhée jaune ou verte et il y a émission de gaz par l'anus ; le ballonnement est généralisé à tout l'abdomen et on n'observe pas de contractions péristaltiques de l'intestin, la température enfin est élevée atteignant parfois 40° 5. Le diagnostic différentiel avec l'occlusion aiguë (par bride, coudure, torsion, invagination ou compression par une tumeur), s'appuiera surtout sur la nature des matières recueillies à l'aide d'un lavement ; dans l'occlusion aiguë ce lavement ramènera toujours une quantité plus ou moins considérable de méconium ; dans les cas d'oblitération, au contraire, ou de rétrécissement infranchissable, l'eau du lavement ne contient jamais que des grumeaux de ce mucus grisâtre, caractéristique, que nous avons décrit au chapitre de l'anatomie pathologique.

Quant à l'étranglement herniaire (ombilical le plus souvent) il suffira d'un examen tant soit peu attentif pour le mettre hors de cause.

En résumé, le diagnostic pourra être porté assez facilement dans la plupart des cas. Les erreurs auxquelles il donnera lieu ne seront d'ailleurs guère préjudiciables au petit malade, car dans toutes les éventualités signalées, le traitement reste le même : il faut recourir à la laparotomie si l'on veut sauver la vie de l'enfant.

CHAPITRE VI

Traitement.

Nous donnons plus loin les observations détaillées ou résumées — quand nous n'avons pu nous procurer les mémoires or ginaux — de 34 interventions opératoires pour oblitération congénitale de l'intestin grêle.

Ces interventions se décomposent ainsi :

Laparotomies restées exploratrices .	3
Entérostomies.	27
Entéro-anastomoses.	4

Dans l'un des cas de laparotomie simple, l'opérateur ne put se rendre compte de la nature et du siège de la lésion. Dans l'autre, cas de M. Letoux — que j'emprunte au rapport de M. Tuffier, — le chirurgien, « croyant avoir ouvert l'intestin, ne draina, en réalité, que l'arrière-cavité des épiploons ».

Ces deux enfants ne survécurent que quelques heures.

Le troisième cas de laparotomie est celui de Richard, de Nancy, cité au début de ce travail.

L'entéro-anastomose, pratiquée quatre fois, paraît avoir donné des résultats aussi fâcheux, puisque la survie ne fut que de quelques minutes à quelques heures dans trois cas, et de 3 jours dans le quatrième (Franke).

Pour ce qui est de l'*entérostomie*, pratiquée à notre connaissance dans 27 cas de rétrécissement congénital de l'intestin grêle, l'anus artificiel fût établi tantôt sur la ligne médiane, tantôt à droite, tantôt à gauche, tantôt dans la région lombaire.

Deux interventions sont particulièrement à signaler : d'abord celle de M. Mauclaire, qui put amener le bout supérieur de l'intestin jusqu'au rectum et l'aboucher dans celui-ci ; ensuite celle de M. Kirmisson qui, opérant par la voie périnéale, fixa à cette plaie une anse grêle dilatée ouverte préalablement aux ciseaux.

Quoi qu'il en soit, du reste, de la manière dont furent conduites ces 27 entérostomies, le résultat fut toujours fatal, et à brève échéance, puisque la mort arriva en général du premier au quatrième jour et tarda une fois seulement jusqu'au dix-huitième.

De tels résultats ne sont guère encourageants, et pourtant ne peut-on espérer sauver quelques-uns de ces malheureux enfants ?

Il est évident, comme le fait remarquer M. Tuffier, que si nous avons affaire à un enfant qui vomit déjà depuis plusieurs jours et qu'on apporte mourant sur la table d'opération, aucune illusion ne peut être gardée sur le résultat de l'intervention ; mais si l'enfant est vigoureux et bien constitué, si sa vitalité est à peine atteinte, nous n'avons pas le droit d'abandonner tout espoir de lui restituer le fonctionnement d'un segment suffisant de son intestin et par conséquent d'assurer son existence.

La première opération qui s'offre à nous est l'*entérotomie* dans le cas d'oblitération intestinale par cloisonnement. Ce serait une opération de choix si, comme nous l'avons indiqué plus haut, toutes ou presque toutes les variétés d'oblitération congénitale n'étaient accompagnées d'un rétrécissement en général très serré du segment intestinal sous-jacent, rétrécissement suffisant pour assurer la continuité des accidents après résection de la cloison. C'est, du reste, ce que prouve le cas de *M. Chaput* qui avait tenté d'abord une simple entérotomie.

La *résection de l'intestin* proposée par plusieurs auteurs, n'a jamais été mise en pratique à cause du peu de résistance présentée par les malheureux enfants qu'on apportait sur la table d'opération. Il nous semble d'ailleurs que cette intervention, avec la suture circulaire consécutive des deux bouts intestinaux, est matériellement irréalisable, à cause de la différence de calibre qui existe entre ces segments, différence constatée dans toutes les autopsies sans exception et qui, ainsi que l'on s'en rendra compte en se reportant au Chapitre : *Anatomie pathologique*, atteint souvent d'énormes proportions.

Quant à la résection suivie de la fermeture bout à bout des deux segments d'intestin et d'une entéro-anastomose latérale, elle rencontre les mêmes obstacles que l'*entéro-anastomose* sans résection intestinale. Sans parler de l'extrême difficulté que l'on éprouve à placer une double rangée de sutures sur un segment intestinal aussi réduit de calibre que l'est généralement le bout inférieur, il faut songer qu'on aggraverait encore le rétrécissement de ce bout inférieur. Mais même en admettant que le méconium puisse le traverser, il nous paraît problématique que les mouvements péristaltiques de l'intestin soient assez puissants pour le faire progresser daus toute la longueur du segment fortement rétréci qui s'étend jusqu'à l'anus et comprend une partie plus ou moins longue de l'iléon, tout le côlon et le rectum.

La suture anastomotique serait-elle d'ailleurs capable de résister à une semblable pression ?

Une *entéro-anastomose iléo-colique* qui, *à priori*, semblerait tout indiquée en pareil cas, à cause du calibre plus considérable du gros intestin, et de la facilité plus grande de l'amener au contact du bout supérieur, quand l'inférieur est trop profondément situé et inaccessible, cette iléo-colostomie, dis-je, offre a peu près les mêmes inconvénients, car le plus souvent, nous l'avons vu, le gros intestin est lui aussi rétracté et rétréci.

Cependant l'opération a été tentée par *Simmonds* et *V. Mangoldt* ; mais dans le cas de *Simmonds*, la possibilité de l'opération s'explique par la dilatation considérable du côlon provoquée par l'existence d'une deuxième atrésie siégeant au niveau de l'S iliaque, atrésie qui, d'ailleurs, par le fait même de son existence, rendait l'iléo-colostomie parfaitement inutile. Quant au cas de *V. Mangoldt*, il est vraiment décrit d'une façon trop sommaire pour que la discussion puisse en être entamée utilement.

La résection et l'entéro-anastomose mises de côté, reste *l'entérostomie*. C'est la seule opération qui nous permette d'espérer, si les conditions ne sont d'ailleurs pas trop défavorables, le salut ou du moins une certaine survie de l'enfant.

Le cas de *Tischendorf* est là pour nous encourager. Cet opérateur fit l'entérostomie au 6e jour seulement chez un enfant porteur d'une oblitération congénitale de l'intestin grêle, et parvint à prolonger son existence pendant 15 jours ; encore explique-t-il la mort de son petit opéré par l'impossibilité où l'on fut de pratiquer l'allaitement maternel.

L'entérostomie est d'ailleurs l'opération la plus simple et la plus rapide, avantage qui n'est pas à dédaigner en face de petits malades dont l'état général, le plus souvent déplorable, rend la résistance très précaire.

Enfin, l'entérostomie est seule possible dans le cas d'atrésies multiples de l'intestin grêle compliquées ou non d'atrésie ou même d'absence totale du gros intestin.

Ceci étant posé, voici, nous semble-t-il, la conduite à tenir dans le cas d'oblitération congénitale de l'intestin grêle dûment diagnostiquée. Nous disons « dûment diagnostiquée », car en pareil cas, ou il importe d'agir vite, il ne faut pas s'exposer à perdre son temps et à compliquer gravement l'acte opératoire par des tentatives toujours longues faites par la voie périnéale. La conduite la plus simple est de faire immédiatement une laparotomie médiane, bas située et petite. Cette incision, qu'on agrandira ensuite si besoin est, permettra de rechercher et de reconnaître l'obstacle et sa nature. Elle servira ensuite, plus ou moins réduite, à l'établissement de l'anus artificiel.

Dans le cas, du reste, où il conviendrait que celui-ci fût placé de préférence au niveau de l'une des fosses iliaques, rien ne serait plus simple que de refermer la plaie médiane et de pratiquer une seconde incision latérale.

Dans l'établissement de l'anus contre nature, il faudra

avoir soin de fixer à la fois à la plaie abdominale par des points de suture et le bout supérieur et le bout inférieur de l'intestin, car il importe de ménager la possibilité de retrouver facilement le bout inférieur, s'il faut ultérieurement rétablir la continuité du tube intestinal dans le cas, par exemple où l'anus artificiel étant situé très haut sur l'intestin grêle, la nutrition de l'enfant serait insuffisante.

La suture du bout inférieur à la paroi offre en outre cet avantage de permettre d'espérer arriver, soit par des cathétérismes fréquents faits par l'anus artificiel, soit encore par des lavements administrés par en haut ou par en bas, à rendre au segment intestinal inférieur une perméabilité suffisante pour qu'on puisse, à un moment donné, grâce à une nouvelle intervention, rétablir le cours naturel des matières.

Lorsque la chose sera possible et ne nécessitera pas de manœuvres trop longues ou trop compliquées, il sera bon, avant d'établir l'anus artificiel, de réséquer les portions d'intestin privées de mésentère (*Lilienfeld*) et surtout le cordon intermédiaire aux deux bouts (*Martens*) cordon qui, nous l'avons vu, est constitué généralement par un segment d'intestin excessivement atrophié, et qu'il est plus prudent de ne pas abandonner dans la cavité abdominale.

Pour rétablir ultérieurement la continuité du tube intestinal, le plus simple est de recourir à l'entérotome de Dupuytren ou à l'une de ses nombreuses imitations ; une seconde laparotomie suivie d'une suture bout à bout ou d'une entéro-anastomose latérale des deux segments intestinaux devant, outre la gravité inhérente à cette opération, rencontrer des difficultés tout aussi grandes que celles que nous avons signalées dans l'établissement d'une entéro-anastomose ou d'une résection primitives.

Quant au traitement post-opératoire, en dehors de ce que nous avons dit concernant la dilatation du segment inférieur de l'intestin, il ne présente rien de particulier. Cependant *Braun* recommande de ne pas soumettre l'enfant au régime lacté absolu, car il aurait perdu, au 5e jour, un enfant de 5 mois chez qui il avait pratiqué une entéro-anastomose, par suite d'une obstruction de la nouvelle bouche intestinale par des caillots de lait.

Il va de soi que, dans les rétrécissements haut situés du duodénum et de la partie initiale du jejunum, il faudra tenter la gastro-entérotomie, car la duodénotomie ou la jejunotomie, outre les difficultés d'exécution, conduiraient infailliblement l'enfant à la mort par inanition.

Comme le fait remarquer *Braun*, il ne faut pas oublier que toutes les considérations qui précèdent sont purement théoriques. Mais n'importe-t-il pas, en face d'une affection si grave et si rare qu'aucun chirurgien n'a encore pu se faire d'opinion personnelle sur la valeur des différentes méthodes à employer contre elle, d'énumérer d'avance toutes les *chances* que peuvent présenter ces différentes méthodes, et surtout et avant tout, d'établir par une description aussi précise que possible les données anatomiques qui permettent de se faire une idée des lésions et des difficultés opératoires qu'on est exposé à rencontrer. Ces difficultés sont telles que, jusqu'ici, aucun chirurgien, soit par ignorance de la question, soit par manque de plan opératoire, soit surtout à cause des conditions en général déplorables dans lesquelles on est appelé à opérer, aucun chirurgien, disons-nous, n'est parvenu à les surmonter. Aussi serait-ce pour nous une profonde satisfaction si ce modeste travail pouvait contribuer à vulgariser la connaissance des oblitérations congénitales de l'intestin grêle et à en rendre ainsi moins problématique la guérison opératoire.

OBSERVATIONS

OBSERVATION I

(VOISIN. — *Journ. génér. de Médec., de Chir., de Pharm., etc.*, ou *Recueil genés. de la Soc. de Méd. de Paris. T. XXI an XIII* (1804) p. 353.)

Sur une imperforation extraordinaire de l'anus chez un nouveau-né, auquel, en pratiquant l'opération de Littre, on ouvrit l'intestin iléon au lieu du colon, qui manquait ainsi que les deux autres gros intestins.

L'épouse de M. V..., domiciliée à Bougival, commune du département de Seine-et-Oise, entre Saint-Germain et Versailles, accoucha heureusement et à terme, le premier prairial an 10 (21 mai 1802), d'un enfant vivant. La sage-femme et les parents, effrayés des vices de conformation que présentoit l'enfant, dont ils ne pouvoient pas même distinguer le sexe, me firent appeler.

Je reconnus dans cette conformation monstrueuse les singularités suivantes : l'anus manquoit entièrement, la peau, vers le point que cette ouverture occupe ordinairement, était lisse, épaisse et saine ; le raphé commençoit vers ce point, et séparoit, en s'étendant vers la symphise pubienne, deux tubercules de forme mamelonnée, chacun du volume d'une petite cerise. Ces tubercules représentoient le scrotum : en les pressant il étoit facile de sentir qu'ils n'étoient formés que par la graisse et par des replis de la peau.

On ne découvroit aucune trace de la verge.

Un peu au-dessus des tubercules, dans l'étendue et dans la direction qu'occupe ordinairement la vulve, on remarquoit deux replis formés par les téguments, placés parallèlement, chacun d'environ trois lignes de longueur, et formant comme deux espèces de petites lèvres. Une sinuosité assez superficielle séparoit ces petites lèvres ; à l'extrémité supérieure de cette sinuosité on découvroit la forme d'une espèce d'orifice, dans lequel on ne pouvoit pénétrer que de la profondeur d'une ligne, soit avec l'extrémité d'un stilet très fin, soit avec une soie de cochon. Cette espèce d'orifice n'aboutissoit à aucun conduit ; car, pendant la durée de la vie de l'enfant, il ne s'en est point écoulé de fluide.

Trois lignes au-dessus de la commissure supérieure des espèces de petites lèvres dont je viens de parler, on remarquoit une ouverture de forme irrégulière, assez grande pour permettre l'introduction facile d'un gros stilet boutoné. Le méconium sortoit en petite quantité, mais continuellement par cette ouverture. Les cris et les efforts de l'enfant accéléroient cet écoulement.

De chaque côté de cet anus contre-nature, se dévelopoient deux protubérances anfractueuses, ayant chacune la forme et le volume d'une grosse amande.

Elles étoient placées parallèlement sur une direction oblique. Elles se touchoient inférieurement par leurs petites extrémités, et s'écartoient supérieurement, au point que leurs grosses extrémités laissoient entre elles un pouce au moins d'intervalle.

Les surfaces de ces protubérances étoient molles, rouges et comme criblées de petites ouvertures, par lesquelles s'écouloit continuellement une sérosité qui avoit la couleur et l'odeur de l'urine. Le stilet le plus fin pénétroit difficilement dans ces porosités.

L'anneau ombilical, dépouillé de la peau dans l'étendue d'un écu de 6 livr., dont le cordon occupoit le centre, présentoit l'aspect d'une escarre récente.

On ne sentoit aucun corps solide dans la partie occupée ordinairement par les os pubis.

Une tumeur molle, indolente, sans changement de couleur à la peau, et du volume environ de la moitié d'un œuf, couvroit la partie inférieure et postérieure du sacrum ; elle étoit inclinée vers la fesse gauche, et dépassoit tellement l'extrémité inférieure du coccix, que l'enfant étant couché sur le dos, les fesses élevées, les genoux fléchis et écartés, on en apercevoit une portion.

Cette tumeur contenoit du fluide ; et comme elle paroissait prendre naissance des apophyses épineuses du sacrum, on la jugea de la nature du spina-bifida, et on se garda bien d'y toucher.

Le désordre des parties génitales de cet enfant ne permettoit point de décider à quel sexe il apartenoit ; j'ouvris l'avis de laisser en blanc cet article sur le registre des actes civils, jusqu'à ce que le dévelopement des parties, ou la mort de l'enfant qui paroissoit inévitable, permissent de le constater. Cette circonstance, considérée comme question de droit et de médecine légale, ne seroit-elle pas digne de fixer l'attention des savans qui s'occupent de cette branche de l'art de guérir ?

Comme l'enfant ne paroissoit point souffrir, qu'il tétoit assez bien, que le méconium sortoit lentement à la vérité, mais suffisamment pour mettre l'individu à l'abri des effets funestes de la rétention de cette humeur excrémentielle, je me bornai à engager les parens à maintenir le corps de l'enfant dans une grande propreté.

Dès le second jour de sa naissance, ce malheureux cessa de vouloir téter ; il est vrai qu'il buvoit assez bien, à l'aide d'une phiole et d'une éponge, du lait coupé avec l'eau d'orge.

Du 7e au 9e, la petite ouverture, par laquelle les matières stercorales s'échappoient, se rétrécit insensiblement et finit par n'en plus permettre l'issue, malgré que l'on eut cherché à l'entretenir au moyen de petites tentes d'éponges préparées, et à la dilater avec le bistouri.

A dater de cette époque, le gonflement, la tension du ventre devinrent considérables ; des vomissements survinrent ; et le dixième jour de sa naissance, l'enfant poussoit des cris affreux, en faisant de tels efforts pour évacuer, que sa figure devenoit violette.

Tant pour fournir une issue aux matières retenues dans les intestins, que pour tenter de diminuer les angoisses inexprimables que causoit à cet infortuné l'impérieuse nécessité des évacuations, je pressai les parents de consentir à ce que je pratiquasse l'opération de Littre. Ils cédèrent à mes instances ; et je la fis le soir même.

L'enfant couché sur le dos, et fixé par des aides, j'incisai les tégumens, en y formant un pli comme dans l'opération du Bubonocèle. Il en résulta une incision de la longueur de deux travers de doigts, suivant une ligne oblique tirée de haut en bas et de dehors en dedans, qui commençoit à la hauteur de l'épine antérieure et supérieure de l'os des iles, à deux bons travers de doigts de celle-ci, jusqués au-dessous de l'épine antérieure et inférieure du même os. Je divisai ensuite, successivement et avec précaution, le tissu cellulaire, les muscles, les aponévroses et le péritoine, à l'aide d'une pince à disséquer, et d'une sonde cannelée, dont l'extrémité étoit un peu aiguë.

Dès que le péritoine fut ouvert, il s'échappa de l'intérieur de l'abdomen, beaucoup d'air qui y étoit renfermé, indépendamment de celui qui distendoit les intestins. Les cris de l'enfant poussèrent dans la plaie une portion du tube iutestinal, que je ne pus dégager en totalité pour passer un fil dans le mésocolon, afin de le fixer. L'obstacle étoit causé par les adhérences que cette portion d'intestin avoit contractées avec les parties voisines, adhérences, que je regardai comme dangereuses et difficiles à détruire. J'ouvris alors l'intestin engagé dans la plaie, selon sa longueur ; il en sortit sur le-champ beaucoup d'air et de matières stercorales. Le ventre se détendit, et l'enfant cessa de crier. Je formai une espèce de double tente de charpie, dont les brins réunis en faisceaux avec un fil très fin, et imprégnés de cérat consistant, présentoit assez de solidité pour fixer la portion ouverte du tube intestinal dans la plaie. Chaque portion de tente fut introduite, l'une en haut, l'autre en bas dans l'intestin ouvert, et les extrémités des brins de charpie, qui avoient servi à les former, furent épanouies et fixées sur la peau.

Je recouvris ensuite la plaie d'une compresse fine, fenêtrée et trempée dans le vin miellé ; je garnis les bords de charpie, puis de compresses, et je soutins le tout avec le bandage inguinal.

Il fut recommandé de tenir l'enfant couché et incliné du côté de la plaie, afin de favoriser l'écoulement des déjections et pour en prévenir l'épanchement dans la cavité abdominale.

Le lendemain de l'opération, quoique l'appareil fut inondé de matières stercorales, l'enfant éprouvoit encore des vomissements cependant il avait bu plusieurs fois, et il étoit calme.

Jusqu'à la fin du 14e jour de sa naissance, époque à laquelle cet enfant a succombé, il a continué de rendre des matières par la plaie assez librement ; mais ayant insensiblement cessé de boire, il s'est éteint sans angoisses.

Ainsi, l'opération de Littre qui, dans ce cas, ne pouvoit que prolonger la vie et non la conserver, a servi au moins à en rendre la fin plus supportable.

Trois jours avant la mort de cet infortuné, assistant à une séance de la Société de Médecine, je rendis compte verbalement de ce fait singulier ; le professeur Chaussier assura que la vessie de cet enfant étoit retournée, et que les os pubis manquaient. On convint que l'enfant ne pouvait vivre ; et MM. Chaussier, Sédillot jenne, et Léveillé me promirent de venir chez moi pour assister à l'examen du cadavre.

Nous y procédâmes le 16 prairial an 10. Je n'entreprendrai point de décrire les désordres de la masse cérébrale et de ses prolongemens, de l'extrémité inférieure du canal spinal et du *spina bifida*, par lequel elle se terminoit, ni des vices des os du bassin ; je me suis empressé de remettre ces pièces au professeur Chaussier, qui me les a demandées pour les joindre à d'autres qui leur sont analogues, et qu'il rassemble chez lui, afin de les employer un jour dans un travail général sur cette matière, dont il se propose d'enrichir la science. Je me bornerai donc à ce simple énoncé des principaux faits :

Nous vérifiâmes que les os pubis manquoient entièrement ; que les protubérances anfractueuses, remarquées sur l'hypogastre par les porosités desquelles s'écouloient les urines, n'étoient autre chose que la membrane villeuse de la vessie qui se trouvoit véritablement retournée.

Les reins occupoient leur place ordinaire. Ils avoient chacun un uretère qui aboutissoit extérieurement aux protubérances, non par une ouverture propre à chacun d'eux, mais par une espèce de renflement percé d'une infinité de porosités qui laissoient transuder les urines.

Nous cherchâmes vainement les gros iniestins, ils n'existoient point.

L'iléon se terminoit, en se rétrécissant, par un prolongement de la forme et de l'étendue de l'appendice du cœcum. Cette appendice aboutissoit à la petite ouverture de l'hypogastre qui fournissoit une issue imparfaite au méconium.

La portion ouverte de l'intestin iléon, qui répondoit à la plaie pratiquée dans la région iliaque gauche, étoit rétrécie par les adhérences récentes que ses bords avoient contractées avec le péritoine et les lèvres de la plaie des tégumens ; de cette plaie jusqu'à l'appendice qui terminoit l'iléon, cet intestin présentoit environ quatre pouces de longueur ; en général, toutes ses circonvolutions se montroient phlogosées, et adhérentes entre elles.

L'enfant appartenoit au sexe masculin : nous trouvâmes les testicules placées intérieurement près des anneaux des muscles du bas-ventre.

Les autres viscères paroissoient assez bien conformés : le foie seulement offroit un volume plus considérable que dans l'état naturel.

L'observation que j'ai eu l'honneur de communiquer à la Société, il y a quatre ans, et celle dont il est question aujourd'hui, autorisent ce me semble à penser que les succès de l'opération de Littre, dans le cas d'imperforation de l'anus, et d'impossibilité absolue de rétablir cette ouverture à l'endroit naturel, soit par le trop grand éloignement du rectum de la peau du périné, soit par son absence, etc., est subordonné à des circonstances qu'on ne peut ni prévoir, ni reconnoître avant de la pratiquer ; il est important d'être prévenu de cette sorte d'incertitude, pour se diriger plus sûrement dans le pronostic à porter en pareille occurence, et pour se former une idée juste des espérances et des craintes que l'on doit concevoir dans ces différens cas.

Le fait que je viens d'exposer prouve encore qu'on n'est pas toujours certain, en pratiquant l'opération, de rencontrer l'intestin colon ; et que l'on peut y suppléer en ouvrant la portion d'intestin grèle qui se présente dans la plaie. Si cette circonstance malheureuse ne laisse point l'espoir d'assurer la durée de la vie de l'enfant, elle fournit au moins le moyen de calmer ses souffrances, et de rendre ses derniers momens moins cruels.

OBSERVATION II

(Depaul. — *Gazette des Hôpitaux*, 24 octobre 1854.)

Oblitération de l'intestin grêle chez un enfant nouveau-né, péritonite intra-utérine.

Enfant du sexe féminin, né à la Maternité, parfaitement conformé et n'ayant affecté aucun désordre dans son organisation au moment de sa naissance.

Présentée 46 heures après à M. Depaul parce qu'elle n'était pas encore allée à la garde-robe.

Anus bien conformé et communication avec le rectum libre. Un petit lavement, puis un purgatif n'amenèrent aucune selle.

Le ventre commença à se développer et les vomissements apparurent jaunes, puis verts, enfin tous les caractères de méconium ; après cinquante heures, M. Depaul se vit dans la nécessité de prendre une décision. Il pensa d'abord à l'opération de Callisen, modifiée par Amussat, mais la percussion de la région des lombes, dans tout l'espace qui répond au côlon, fit constater une sonorité parfaite, ce qui l'arrêta. M. Depaul se décida alors à opérer par la méthode ancienne, c'est à-dire dans la fosse iliaque, pour aller à la recherche d'une anse de l'intestin grêle.

Après avoir divisé les premières couches, une petite hernie d'un tissu jaunâtre, offrant toutes les apparences du grand épiploon, se produisit dans la boutonnière et fit croire à une hernie de l'épiploon. Il n'en était rien ; c'était un petit paquet graisseux d'un tissu mou et jaunâtre qui double chez les enfants la face externe du péritoine pariétal. Lorsque le péritoine fut ouvert, plusieurs anses intestinales se présentèrent ; dans l'embarras du choix, l'opérateur s'arrêta à l'une de celles qui lui parurent les plus dilatées et la fixa dans la plaie après l'avoir ouverte.

A partir de ce moment, les matières s'écoulèrent par cet anus artificiel ; les accidents disparurent et l'enfant reprit ses fonctions normales. Cependant sa santé s'affaiblit et elle mourut.

Autopsie. — L'anse intestinale ouverte était parfaitement adhérente aux lèvres de la plaie, aucune hémorragie n'avait eu lieu dans la cavité du ventre et le péritoine était exempt de toute inflammation. Le cœcum et le côlon présentaient leur disposition accoutumée, si ce n'est que leur calibre n'atteignait que le tiers du volume normal. Examiné à l'intérieur, le gros intestin n'offrit encore de particulier que l'exiguité de son calibre ; mais arrivé à sa jonction avec l'intestin grêle, il présentait une cloison purement fibreuse qui séparait complètement leur cavité. De plus, l'intestin grêle, à partir du cœcum, était complè tement oblitéré dans une étendue de 4 à 5 centimètres.

Cette disposition, impossible à reconnaître pendant la vie, légitimait pleinement l'opération qui avait été adoptée.

De plus, le hasard avait également servi l'opérateur, car il se trouva que l'anse intestinale divisée était très voisine de l'obstacle, de sorte que presque toute la portion saine de l'intestin grêle continuait à être parcourue par les matières de la digestion. M. Depaul pense que de pareilles lésions ne sauraient être rapportées à autre chose qu'à une péritonite éprouvée par l'enfant durant le cours de sa vie intra-utérine.

Les brides fortes et nombreuses sur différents points du péritoine ne permettent pas d'en douter.

OBSERVATION III

(DEPAUL. — *Gazette des Hôpitaux*, 29 mars 1856.)

Oblitération du canal intestinal chez un nouveau-né.

Enfant né à la clinique.

Quelques heures après la naissance, vomissements constitués par une matière liquide semblable à du méconium délayé; on remarqua que l'enfant n'avait pas rendu de méconium par l'anus.

Tension assez marquée du ventre avec absence de matité et même une sonorité exagérée des parties latérales de l'abdomen. L'anus existait et paraissait bien conforme. Une sonde pénétra jusqu'à une profondeur de dix centimètres environ, mais là, s'arrêta devant un obstacle infranchissable. L'instrument retiré n'amena qu'une petite quantité de matières demi-liquides, d'un blanc grisâtre, qui y étaient demeurées fixées.

M. Depaul se décida à pratiquer un anus artificiel dans la fosse iliaque, d'après la méthode ancienne. Ayant attiré à lui plusieurs anses intestinales, il rencontra une espèce de cul-de-sac par lequel se terminait l'intestin grêle ; ce fut immédiatement au-dessus de ce cul-de-sac terminal qu'il pratiqua l'incision du tube intestinal, après l'avoir attiré en dehors de la plaie abdominale.

Les segments de l'intestin furent fixés, en ce point, aux lèvres de cette plaie. L'enfant mourut au bout de douze heures.

Autopsie. — A quelques centimètres du cœcum l'intestin grêle se terminait en cul-de-sac. Il était cependant continué par un cordon très étroit, qui allait se rendre dans le cœcum. Le conduit qui faisait ainsi communiquer le cul-de-sac de l'intestin grêle avec le cœcum était perforé et perméable ; il contenait une matière liquide, d'un blanc grisâtre, semblable à celle qu'avait amenée la sonde.

OBSERVATION IV

(Verneuil. — *Bulletin de la Soc. anat. de Paris*, 1858, p. 249.)

Au cours de la discussion qui suit une communication de Charrier sur un « cas de division congénitale du tube digestif », Verneuil mentionne en quelques mots une entérostomie inguinale droite qu'il a pratiquée chez un enfant atteint d'oblitération congénitale de l'intestin. Malheureusement, dans ce cas, il existait deux atrésies situées l'une au-dessus de l'autre et l'enfant succomba.

OBSERVATION V

(Druitt. — *The médic. Times and Gazette*, 28 avril 1860, p. 433.)

Obliteration of the canal of the smell intestine by fœtal Peritonitis Amussat's operation.

Un enfant naît le 25 décembre ; il est bien développé, bien nourri, vigoureux, couvert de l'enduit sébacé normal. On remarqua seulement que la partie supérieure du ventre était tuméfiée et que les veines sous-cutanées abdominales étaient anormalement dilatées.

Vingt-quatre heures après sa naissance, l'enfant paraît éprouver des coliques, il fut très agité, et commença à vomir. L'urine s'écoulait mais il n'y avait pas d'évacuations alvines ; l'anus était bien conformé et permettait l'introduction du doigt. On tenta sans résultats de provoquer des selles par des lavements et des insufflations d'air.

Six heures plus tard les symptômes s'aggravèrent, les vomissements devinrent fécaloïdes et M. H. Lee consentit à pratiquer l'anus artificiel par la méthode d'Amussat. L'opération échoua : il fut impossible de trouver le côlon descendant et d'obtenir l'issue des matières intestinales. L'enfant mourut à la cinquante-sixième heure.

Autopsie. — Vers la réunion du tiers supérieur et du tiers moyen de l'ilion, une partie de l'intestin était comme pelotonnée par une multitude d'adhérences ; ses différentes anses étaient accolées entre elles et soudées solidement au mésentère. Au-dessus de ce point, le jéjunum était immensément distendu ; au-dessous, le reste de l'iléon et le gros intestin étaient pâles, rétrécis ou mal développés et vides. Cette partie de l'intestin se terminait par un cul-de-sac arrondi et fermé au-dessous du point malade, et n'avait, par conséquent, aucune communication avec la partie supérieure.

Il était évident que l'oblitération de l'intestin avait été la conséquence d'adhérences, restes d'une péritonite fœtale qui en avait en quelque sorte opéré la section comme une ligature coupe une artère ; les deux bouts s'étaient ensuite cicatrisés séparément.

OBSERVATION VI

(Laborde. — *Gazette médicale de Paris*, 1861. T. XVI, p. 578.)

Imperforations multiples de l'intestin grêle chez un nouveau-né de dix-huit jours ; particularités remarquables de cette anomalie révélées par l'autopsie.

Le 7 juin 1861, fut apporté par sa mère à la consultation de l'hôpital de la Charité, un enfant de dix-huit jours, dans l'état suivant :

Amaigrissement extrême de tout le corps ; ballonnement du ventre porté au plus haut degré ; la distension de l'abdomen est telle que ses parois semblent prêtes à se rompre ; de nombreuses veinosités parcourent sa surface.

La mère nous raconte qu'entrée à l'hôpital Beaujon, le 21 mai, elle y est accouchée le soir même de son arrivée.

Elle a donné naissance à un enfant mâle bien conformé en apparence, mais qui prenait très difficilement le sein et tétait par conséquent très peu. Elle ajoute qu'il gémissait presque constamment et que toutes les fois qu'on le lui apportait pour l'allaiter, il était couvert, du côté de la face et du cou, de matières semblables à des *matières fécales et en ayant l'odeur*. Ces matières étaient le produit de vomissements fréquents, tandis que *rien n'était rendu par l'anus*.

Très mécontente de l'infirmière, cette femme, âgée de dix-neuf ans, et primipare, a quitté l'hôpital huit jours après son entrée et s'est rendue avec son enfant en son domicile, rue du Four-Saint-Germain, 72. Là, elle a soumis son enfant à l'examen d'un jeune médecin qui habitait sa maison. Celui-ci, après plusieurs essais infructueux de l'introduction d'une canule dans le rectum pour l'administration d'un lavement, a donné à la mère le conseil de se présenter à la consultation de l'hôpital. Pendant les six jours qu'elle a passés chez elle, l'enfant a continué à se plaindre et à vomir des matières verdâtres, très fortement odorantes et en tout semblables à des matières fécales. Toutefois, il tétait mieux qu'à l'hôpital et avait des vomissements moins fréquents. Elle a observé, et elle nous en fait la déclaration spontanément, que le petit malade s'épuisait en efforts très violents comme pour aller à la garde-robe, mais sans jamais y réussir.

Très intelligemment fournis, ces renseignements, joints à l'aspect de l'abdomen, appellent l'attention sur l'occlusion très probable du tube intestinal, et on procède à l'examen en conséquence.

Tout d'abord, on constate que l'ouverture normale de l'anus existe. Le petit doigt introduit par celle-ci s'y enfonce d'environ toute sa longueur, dans une espèce de dilatacion ampulliforme, puis rencontre un obstacle infranchissable ; le même obstacle est rencontré par une sonde de femme enfoncée environ quatre centimètres, et retirée sans aucune espèce de maculation : enfin, à la même distance, un stylet boutonné ordinaire ne trouve *aucune perméabilité*.

Nous avons dit plus haut que trois essais infructueux de lavement avaient été faits par le médecin de la ville qui nous envoyait cet enfant. Tout donc concourait à démontrer l'existence d'une oblitération du canal intestinal, oblitération congénitale, puisque la surveillance attentive et intelligente de la mère n'avait pu saisir, depuis l'instant de la naissance, une seule émission de matières fécales par l'anus. Où était le siège de cette oblitération ? Bien qu'il fût peu possible de le préciser, les résultats de l'examen et ceux de l'expérience portaient à le placer dans le rectum. L'examen : car il conduisait à constater une *dilatation ampulliforme* située immédiatement au-dessus de l'ouverture anale, et puis à quatre centimètres environ de celle-ci une complète *imperméabilité* de la lumière rectale. L'expérience : car c'est habituellement dans la portion terminale du gros intestin que l'on rencontre ces imperforations. Quant à l'examen de l'abdomen, il ne pouvait fournir aucun signe de localisation, attendu que, ballonné outre mesure, il donnait également lieu partout à un son tympanique, et ne permettait, en aucune manière, la palpation profonde.

Quoi qu'il en soit, l'enfant était menacé d'une mort certaine et prochaine et l'opération seule pouvait le sauver, si cela était possible. M. le professeur Malgaigne n'hésita pas à s'y décider, et elle fut pratiquée par le procédé de Littre. Quelques particularités de l'opération méritent d'être rappelées.

Une fois l'incision faite aux téguments, couche par couche, dans la région iliaque du côté gauche, une anse intestinale *très dilatée* vint se présenter et faire hernie à travers les lèvres béantes de la plaie. Cette anse fut reconnue ne pas appartenir au gros intestin, et, en conséquence, elle fut réduite et écartée autant que possible ; mais elle se représenta obstinément en l'absence de toute autre et force fut d'agir sur elle. Nous verrons bientôt combien il était impossible de faire intervenir le gros intestin et particulièrement l'S iliaque. A peine cette partie de l'intestin eût-elle été fixée aux lèvres de la plaie par une double suture, que les tuniques se rompirent spontanément sous l'influence des efforts provoqués par les cris de l'enfant. Un flot de matières semi-liquides, verdâtres et d'odeur fétide se fit jour par l'ouverture intestinale, laquelle fut agrandir à l'aide de l'instrument tranchant. Une injection d'eau fut ensuite pratiquée et l'intestin vidé autant que possible.

Immédiatement après l'opération, l'enfant prit le sein, mais le ventre resta tendu et météorisé autant qu'auparavant.

Toutefois les vomissements ne reparurent pas ; l'écoulement de matières semblables à celles que nous venons de décrire continua par l'anus artificiel pendant la plus grande partie de la nuit.

Mais le lendemain matin nous trouvâmes l'enfant très faible, la voix éteinte, ne pouvant plus téter, quoique faisant encore quelques efforts pour saisir le sein. Il expirait peu de temps après la visite.

Aucune complication apparente n'était survenue autour de la plaie abdominale.

Autopsie pratiquée vingt-quatre heures après la mort. Amaigrissement considérable du petit cadavre, contrastant avec l'extrême ballonnement du ventre persistant.

Notre attention se porte d'abord vers l'anus et la partie terminale du gros intestin. Une large incision nous permet d'apprécier dans toute sa réalité la dilatation en ampoule qui déjà avait été constatée par le toucher ; elle pourrait contenir une noix, elle ne contient pas trace de déjection d'aucune espèce.

Au premier aspect, il ne paraît pas qu'une ouverture quelconque vienne se faire dans le cul-de-sac, et ce n'est qu'après de très minutieuses recherches que nous apercevons à sa partie supérieure et prostérieure un petit pertuis dans lequel peut à peine s'engager l'extrémité d'un stylet ordinaire. Nous verrons bientôt que ce pertuis n'est autre chose que l'ouverture inférieure du rectum.

L'abdomen étant ouvert, on a sous les yeux quelques anses intestinales excessivement dilatées et remplissant presque complètement la cavité abdominale.

Ces anses présentent la disposition et tiennent la place des côlons transverse et descendant ; mais, en les examinant de plus près, on s'aperçoit qu'elles appartiennent à l'intestin grêle et qu'elles n'en constituent même qu'une très minime portion. En effet, elles comprennent seulement le duodénum et 20 cent. à peine de jéjunum.

La dilatation considérable qu'elles ont acquise leur confère un volume énorme qui suffit au remplissage de la cavité abdominale très distendue, ainsi que nous l'avons dit. Mais lorsqu'on vient à soulever cette portion de l'intestin, la seule qui s'offre tout d'abord aux regards, on rencontre tout le gros intestin grêle réduit au volume uniforme d'environ *une plume d'oie.*

Cette réduction remarquable du calibre intestinal ordinaire commence à environ 25 cent. du pylore ; elle est brusque et ne se manifeste à l'extérieur par aucune cause apparente, étranglement, rétrécissement, bride cicatricielle, etc., etc.

Il faut, pour saisir cette cause, pratiquer l'ouverture de l'intestin, et alors voici ce que l'on constate : celui-ci est complètement *imperforé* à cet endroit, et cette imperforation est constituée par la muqueuse elle-même que forme là comme une cloison complète.

Il est facile, au simple aspect, de voir qu'il ne s'agit pas d'une membrane de nouvelle formation ; c'est bien la muqueuse intestinale avec les caractères qu'elle présente dans tout le reste de son parcours. De plus elle n'offre pas la moindre trace d'un état pathologique quelconque. Immédiatement au-dessous de cette oblitération, l'intestin réduit ainsi que nous l'avons dit, à des dimensions telles qu'il a un aspect vermiforme, recouvre sa perméabilité, mais celle-ci cesse de nouveau après un trajet de 4 à 5 cent., là se rencontre un nouvel obstacle que ni l'insufflation, ni l'injection ne peuvent franchir, ni le stylet, si ce n'est en le forçant jusqu'à une rupture, ce que nous avons fait au commencement de l'examen, ne pensant pas qu'il existât d'autres oblitérations.

Or l'examen direct nous a démontré que ce nouvel obstacle était constitué, non plus par un cloisonnement complet, mais par un repli muqueux, repli valvulaire qui, quoique n'adhérant pas à la surface interne de l'intestin par tout son pourtour, n'en obstruait pas moins à peu près complètement la lumière.

Après cette obstruction, nouvelle perméabilité dans une étendue de 3 à 4 centimètres, puis nouvelle oblitération semblable à la précédente. Nous en avons compté ainsi quatre ou cinq sur le trajet de l'intestin grêle. Entre chacun de ces obstacles, c'est-à-dire dans les portions d'intestin perméables, on rencontre de petits amas de matières d'aspect caséux et blanchâtre, qui donnaient à celui-ci, préalablement à son ouverture, une apparence moniliforme.

Il est bon de noter dès à présent que cette matière présente une coloration toute différente de celle que nous avons observée et décrite dans les matières, d'ailleurs moins consistantes, émanées de la portion d'intestin dilatée, partout perméable et sur laquelle a dû nécessairement porter l'opération de l'anus artificiel. Ces dernières, ainsi que celles des vomissements, avaient, ainsi qu'il a été dit, une coloration verdâtre bien accentuée.

Le gros intestin qui participe dans toute son étendue à la remarquable réduction de calibre dont nous avons parlé, ne manque d'ailleurs d'aucune de ses parties constitutives et celles-ci sont dans leur situation et relation normales avec les parties sous-jacentes de l'abdomen et du bassin. Ainsi l'on trouve le cœcum avec son appendice ici très long, mais d'un volume très exigu ; la valvule ilio-cœcale est parfaitement constituée. Ce cœcum renferme un petit amas de la matière caséiforme dont nous avons déjà parlé. L'S iliaque est à sa place ainsi que le rectum, mais leur calibre est encore plus amoindri que celui des autres parties du gros intestin.

On comprend par là l'impossibilité qui s'est naturellement offerte de faire porter, ainsi que l'indique le procédé, sur l'S iliaque l'ouverture artificiellement pratiquée pour l'évacuation des matières intestinales.

Quoi qu'il en soit, le gros intestin nous a paru partout perméable ; du moins nous n'y avons pas rencontré ces opercules muqueux complets existant dans l'intestin grêle ; mais la lumière en est si petite que, de même que dans ce dernier, elle peut à peine recevoir l'extrémité d'un stylet mousse ordinaire. Ce n'est qu'après avoir fendu le rectum dans toute son étendue qu'il nous a été possible de constater qu'il était perméable. Il s'ouvrait dans l'ampoule anale déjà signalée par un pertuis insaisissable à l'œil, ce qui explique la croyance dans laquelle on a été, après examen, qu'il était imperforé. Du reste, un état tel n'équivalait-il pas à une imperforation ?

Nous n'avons point rencontré d'autre anomalie dans les organes thoraciques et abdominaux ; l'encéphale présentait également sa conformation normale.

Nous avons eu le regret de ne pouvoir examiner la moelle épinière.

OBSERVATION VII

(Cazin. — *Thèse Paris*, 1862.)

Rétrécissement congénital de l'intestin, persistance du canal omphalo-mésentérique.

18 août 1861. Hôpital Sainte-Eugénie, service de M. Marjolin (consultation de chirurgie).

S... Henri, âgé de six jours, né à terme, maigre et chétif, cordon tombé, cicatrisation non terminée, écoulement puriforme par l'ombilic. Aucune matière n'est sortie par l'anus ; vomissement à odeur stercorale. Méconium rendu par la bouche.

Anus normal ainsi que portion inférieure du rectum.

A cinq centimètres rétrécissement considérable : une sonde de femme est arrêtée après quatre centimètres.

Volume du ventre non exagéré ; un peu d'effacement du côté gauche ; ventre sonore ; un peu de matité au niveau de la ligne médiane. Le 20, opération suivant le procédé de Callisen, anus artificiel ; le 22, mort.

Autopsie. — Cordon volumineux mettant en communication l'intestin très dilaté et l'ouverture externe de l'ombilic. Le reste de l'intestin au-dessous a le calibre d'une plume d'oie. L'intestin va en se dilatant depuis le pylore jusqu'à 1 m. 80 ; puis il se dilate brusquement (diamètre de 4 à 5 centimètres). Après 14 centimètres, cône dont le sommet répond à un rétrécissement considérable (0 m. 007 de diamètre). Le canal se bifurque après un trajet de 1 centimètre et donne d'une part le diverticule, d'autre part la continuation de l'intestin.

On ne peut faire refluer les matières de la portion dilatée dans les portions rétrécies ; arrêtées par une valvule semi-lunaire dont le bord tranchant regarde le bord convexe de l'insertion située à l'endroit où l'iléon change de diamètre.

OBSERVATION VIII

(Ahlfeld. — *Arch. f. gynek.*, 1873. Bd V, p. 230.)

Zur Aetiologie der Darmdefekte und der Atresia ani.

Dans le courant de l'été 1872, je fus appelé par une sage-femme auprès d'une nouvelle accouchée dont l'enfant présentait une tumeur singulière. L'accouchement, disait-elle, avait eu lieu 6 heures plus tôt. L'enfant n'avait jusqu'alors pas rendu de méconium et poussait des cris continus. Je trouvai un enfant presque à terme, vigoureux et en bon état apparent de santé. Sur la partie latérale du cône ombilical s'implantait par un pédicule très ténu une tumeur du volume d'une pomme, irrégulièrement bosselée.

L'examen de cette tumeur permit de se convaincre de suite qu'il s'agissait là d'un paquet d'anses intestinales étranglées. Ces anses étaient fusionnées entre elles par du tissu de nature inflammatoire, en sorte que leurs sinuosités s'étaient effacées et que la tumeur avait acquis une consistance plus ferme.

Un autre fait encore à noter, c'est que le pédicule, à sa sortie du cône ombilical, présentait d'abord une première dilatation à laquelle faisait suite peu après un nouvel étranglement. Dans les parties supérieures de la tumeur on percevait un contenu de consistance crémeuse (méconium). L'anus était bien conformé. Avec un cathéter souple, on pouvait pénétrer dans le rectum jusqu'à une certaine hauteur; mais pour cela, il fallait employer une certaine force en sorte que, pour ne pas causer de traumatisme, on renonça à pousser ces tentatives plus loin. L'instrument retiré ne ramena pas de méconium, mais des mucosités abondantes, épaisses, concrètes.

L'enfant fut porté à la Maternité où la tumeur fut enlevée par Crédé. Le pédicule de la tumeur tant dans ses parties rétrécies qu'au niveau de sa dilatation, ne présentait pas trace de perméabilité et par conséquent ne pouvait servir pour l'établissement d'un anus contre nature. Celui-ci fut placé sur une anse située au-dessus de l'ombilic. L'enfant mourut.

L'autopsie démontra qu'il n'existait pas d'autre anomalie que celle constatée sur l'intestin. L'estomac occupait sa situation normale. Le segment intestinal s'étendant jusqu'à l'anus artificiel (duodenum et partie du jejunum), n'était que modérément distendu, tandis que le segment compris entre l'anus artificiel et l'ombilic était au contraire très large et lâche. Ces deux segments étaient tous deux remplis de méconium quasi-liquide. A un centimètre de l'orifice interne de l'anneau ombilical, l'intestin se terminait en cul-de-sac. De ce point à l'anneau inguinal, c'est à peine si l'on pouvait apercevoir dans le mésentère un très étroit cordon. L'intestin grêle ne devient de nouveau perméable qu'à 2 centimètres en dehors du cône ombilical. Il s'enfonce dans la partie intérieure de la tumeur, se dirige ensuite vers en haut et se termine, au niveau du bord supérieur de la tumeur, dans le gros intestin. L'appendice vermiforme ne forme qu'un court moignon. Le côlon ascendant se dirige de nouveau du côté du pédicule de la tumeur, longeant l'anse grêle qui y est contenue et se termine à son tour en cul-de-sac. Dans l'intérieur de l'abdomen, à 1 centimètre de l'orifice interne de l'anneau inguinal, nous retrouvons la continuation du gros intestin qui se poursuit cette fois suivant une direction à peu près normale jusqu'à l'anus. Sa lumière est très étroite et d'un bout à l'autre remplie de mucosités très denses.

Il saute aux yeux que les lésions précédentes sont le résultat d'un processus extraordinairement rare. Toute une portion de l'intestin pendant en dehors de la cavité abdominale s'est trouvée complètement étranglée au moment de la fermeture de la fente ventrale. En outre, la tumeur ainsi exclue de la cavité abdominale a subi quelques torsions sur son axe. Reste à expliquer pourquoi toute cette masse intestinale s'est trouvée laissée en dehors de la cavité abdominale et quel est le facteur qui a empêché sa réintégration au moment de la fermeture de la fente ventrale.

OBSERVATION IX

(Dehio. — *Dorpater medic. Zeitsch.*, 1872, III, analysé dans *Virchow Hirsch's Jahresbericht*, etc., 1873, II, S. 492.)

Zur Kasuistik der Atresien der Darmkanals.

M..., âgé de 2 jours. Enfant bien développé, présente une imperforation de l'anus. On ouvre d'abord le rectum par une incision périnéale d'un demi-pouce de profondeur; mais on n'évacue ainsi que des mucosités intestinales blanchâtres ; même une sonde introduite très profondément ne ramène pas de méconium. Bien que ceci fît supposer qu'il existait une atrésie intestinale située plus haut, Dehio ne poussa pas l'intervention plus loin, car l'enfant n'ayant pas rendu d'urine, il pensa qu'il existait en même temps une anomalie des reins et des uretères et que la mort ne pouvait tarder à survenir. Mais comme deux jours après, on trouva les langes de l'enfant mouillés, on se décida à pratiquer une entérostomie dans la fosse iliaque droite. A l'ouverture de l'abdomen, il s'écoula un liquide séro-purulent ; l'intestin était rempli de méconium. Dans les premières heures qui suivirent l'opération, l'enfant parut visiblement soulagé, mais bientôt il tomba dans le collapsus et mourut. A l'autopsie, on trouva l'intestin grêle fortement distendu et terminé en cul-de-sac dans la fosse iliaque droite. Il n'était relié que par le mésentère au gros intestin fortement rétracté et rempli de mucosités.

OBSERVATION X

(Polaillon. — *Bull. et Mém. de la Soc. de Chir. de Paris*, 26 juillet 1876, p. 589.)

Oblitération congénitale siégeant au milieu de la longueur de l'intestin grêle. Anus artificiel par la méthode de Littre. Mort.

La nommée Ch..., âgée de 23 ans, accoucha, le 30 juin dernier, après un travail très long qui dut être terminé par le forceps, d'un enfant mâle très vivant et très vigoureux. La mère ne présente aucun vice de conformation. Elle est habituellement bien portante, et sa grossesse a été normale. On n'a pas de renseignements sur la constitution du père.

L'enfant, du poids de 3,500 grammes, était bien conformé extérieurement. Cinq heures environ après l'accouchement, qui avait eu lieu à 11 heures du matin, survinrent des vomissements muqueux mélangés d'une certaine quantité de méconium. On remarqua en même temps que l'enfant ne rendait pas de méconium par l'anus, quoique cet orifice fût perméable et normal. Après chaque tétée, les vomissements se reproduisirent. Pendant la journée du 1er juillet, le ventre se ballonna ; on administra un lavement simple, qui fut rendu en entraînant des mucosités blanchâtres très consistantes. Deux autres lavements administrés à une heure d'intervalle n'eurent pas d'autre résultat. Les vomissements de méconium continuèrent.

Le lendemain, 2 juillet, à la visite du matin, je trouvai cet enfant que j'avais vu si vigoureux au moment de sa naissance, faible, maigri, les yeux excavés, la peau froide et cyanosée, présentant en un mot l'aspect cholérique de certains sujets atteints d'étranglement herniaire. Le ventre était ballonné. Une sonde de gomme introduite dans le rectum pénétra facilement jusqu'à 10 centimètres de profondeur, démontrant ainsi qu'il n'y avait aucun obstacle à l'issue des matières fécales par le rectum. L'enfant fit des efforts de vomissement et vomit plusieurs fois pendant mon exploration. La rapidité avec laquelle les accidents graves étaient survenus me frappa. En effet, dans les imperforations de l'anus et dans les malformations congénitales du rectum et de la fin du gros intestin, les enfants vivent pendant 8 et 10 jours. Celui qui était soumis à mon examen était presque mourant. Cette circonstance me porta à penser que j'avais affaire à un étranglement de l'intestin grêle ou à une obstruction du canal intestinal situé plus haut que le gros intestin.

Comme cet enfant n'avait d'autre chance de vie que celle que lui fournirait l'entérostomie, je pratiquai séance tenante l'opération de l'anus artificiel par la méthode de Littre. Les parois abdominales furent incisées parallèlement au pli inguinal gauche, dans l'étendue de trois centimètres environ. Les muscles furent coupés couche par couche jusqu'au peritoine, qui permit d'apercevoir à travers sa transparence une grosse anse intestinale. Le péritoine fut ouvert, et l'anse intestinale, ayant été saisie avec des pinces, fut fixée par un fil de soie aux deux extrémités de l'incision abdominale Une incision ayant été pratiquée sur l'anse d'intestin, entre les deux points de suture, une grande quantité de gaz et un liquide jaunâtre et fétide s'échappèrent. Les lèvres de la plaie intestinale furent fixées aux lèvres de la plaie abdominale par quatre points de suture.

L'écoulement de sang fut peu considérable. L'opération fut très simple. Rien de particulier n'attira notre attention, si ce n'est l'épaisseur tout à fait insolite de l'anse intestinale sur laquelle l'anus artificiel fut pratiqué.

Après l'opération, le ventre s'affaissa, l'enfant parut soulagé; mais, peu à peu, il s'affaiblit et, malgré les soins empressés qui lui furent prodigués, il succomba dans la journée.

L'*autopsie* fut faite plus de 24 heures après la mort. Vers le milieu de l'intestin grêle existe un cordon plein, du diamètre de 1 millimètre environ, qui interrompt complètement la continuité entre le bout supérieur de l'intestin et le bout inférieur. La longueur de l'intestin entre le cordon et le cœcum est de 68 centimètres. La longueur du cordon lui-même est de 3 centimètres et demi. L'anus artificiel a porté sur un point qui est à une distance de 64 centimètres de l'estomac.

Le calibre de l'intestin est beaucoup plus considérable au-dessus qu'au-dessous du cordon filamenteux. Au voisinage de l'oblitération, son diamètre maximum est de 3 centimètres et demi. Dans tout le bout supérieur de l'intestin, les parois sont épaisses et hypertrophiées, et cette hypertrophie est surtout marquée sur l'ampoule que je viens de signaler. En ce point, les tuniques ont une épaisseur d'environ 1 millimètre et demi. La tunique musculaire, en particulier, est formée de faisceaux de fibres aussi volumineux et aussi distincts que ceux que l'on observe sur le gros intestin de l'adulte.

Au-dessous de l'oblitération, le calibre de l'intestin est rétréci; son diamètre est uniformément de 5 millimètres.

Les tuniques sont minces et atrophiées. La cavité contient des grumeaux blanchâtres analogues à ceux qui ont été rejetés par des lavements, mais il n'existe pas de méconium dans le bout inférieur. En injectant la partie inférieure de l'intestin par le rectum, on voit que toute cette partie se distend et que sa perméabilité s'étend jusqu'au cordon fibreux.

Le mésentère s'insérait, comme à l'état normal, dans toute l'étendue de l'intestin et même sur le tractus fibreux que je viens de décrire.

La cavité péritonéale ne contenait pas de matières intestinales, et le péritoine était sain.

Le cœur, les poumons, le foie et les reins sont normaux.

En résumé, j'avais eu affaire à une malformation de l'intestin grêle qui, vers la partie moyenne de son étendue, s'était transformé en un cordon plein interrompant absolument le passage des matières entre le bout supérieur et le bout inférieur.

OBSERVATION XI

(N. DAVIES-COLLEY. — *Transactions of the pathological Society of London*, 1878, p. 115.)

Occlusion congénitale de l'intestin grêle.

Isabelle P... fut amenée à « Guy's Hospital » le 10 septembre 1877, 4 jours après sa naissance. La « nurse » qui l'amenait dit que le jour de la naissance il y eut une défécation spontanée mais peu abondante. Le 7, l'enfant commença à vomir et depuis il n'y avait pas eu d'évacuation par le rectum.

A son entrée, on trouve un abdomen distendu ; de temps en temps, on voit se dessiner sous la peau des anses intestinales. On ne sent pas de tumeur. Il y a des vomissements fréquents et la matière vomie ressemble à du méconium. L'enfant ne pouvait prendre que de petites quantités de lait, au moyen d'une cuiller ; l'état général était faible. Le rectum, étroit, ne présentait pas d'obstruction : le doigt en étant retiré, il s'écoule du mucus. Une sonde en gomme ne remonte pas au-delà de 5 cm. de l'anus. L'obstruction est donc probablement haut située, mais on ne pouvait savoir s'il s'agissait d'une invagination ou d'une malformation congénitale.

Je pratiquai une petite incision dans la paroi abdominale à moitié chemin entre l'épine iliaque antéro-supérieure du côté droit et l'ombilic puis, ayant suturé une portion distendue de l'intestin aux lèvres de la plaie, je fis une boutonnière par où s'écoula bientôt une assez grande quantité de méconium. L'enfant se trouva mieux pendant quelque temps et les vomissements cessèrent. Mais le lendemain, des signes de péritonite se manifestèrent et, le 12, l'enfant mourut environ 44 heures après l'opération.

A l'autopsie, on trouva des lésions de péritonite aiguë récente. L'intestin grêle était très dilaté (diamètre environ 38 millimètres), jusqu'à environ 22 centimètres du cœcum. A partir de ce point, il devenait brusquement très rétréci. Le reste de l'iléon ainsi que la totalité du gros intestin était rétracté et aplati et avait l'apparence d'un ruban. Il n'y avait ni bande fibreuse ni diverticulum au voisinage de la portion rétrécie. A l'ouverture de cette portion, on la voyait séparée en deux parties par une cloison tapissée sur ses deux faces par une muqueuse. De la sorte se trouvaient formés deux culs-de-sac dont les parties terminales étaient juxtaposées sur une longueur d'environ 4 millimètres. L'intestin situé au-dessous (c'est-à-dire les 22 centimètres restant de l'iléon, plus le côlon) présentait un diamètre d'environ 8 millimètres et admettait difficilement l'extrémité du petit doigt. Il ne contenait pas de matière solide, mais seulement du mucus blanchâtre demi-liquide et clair, nullement coloré par le méconium. Au-dessus de la cloison, la paroi de l'intestin était très épaissie ; au-dessous, elle était amincie et pâle. L'orifice pratiqué au cours de l'opération était situé cinq centimètres au-dessus de la cloison.

Le diagnostic avait été rendu difficile par l'affirmation de la « nurse » qui prétendait avoir vu une évacuation de méconium : cependant le côlon était vide : peut-être une petite quantité était-elle passée dans le côlon plus tôt au cours de la vie fœtale, alors que l'intestin était encore perméable.

OBSERVATION XII

(Edwin-Fairland. — *British médical journal*, 7 juin 1879, p. 849.)

Malformation congénitale de l'intestin. — Opération d'Amussat.

Le 14 septembre 1878 je donnai mes soins à une dame qui accoucha à terme de son septième enfant, un garçon qui selon toutes les apparences extérieures était bien conformé. Il y a quelques années la même femme avait accouché d'une fille qui, au dire des parents, succomba au quatrième jour par suite d'une imperforation anale, l'anus se présentant sous la forme d'une petite cavité en cupule. Cet enfant était mort au milieu de violentes douleurs et de convulsions ; aucune opération ne fut tentée.

Mon petit malade étant arrivé au deuxième jour sans avoir eu de selle, j'examinai le rectum et je découvris que l'intestin ne s'étendait qu'à 6 centimètres environ de l'anus et que là il se terminait en cul-de-sac par une membrane épaisse. Jusqu'au matin du troisième jour l'enfant n'eut pas de douleurs ; mais la distension sans cesse plus marquée de l'abdomen ainsi que l'apparition de vomissements fécaloïdes me décidèrent à tenter sans retard une opération pour remédier aux phénomènes douloureux et, si possible, pour sauver la vie de l'enfant.

Les parents savaient fort bien que l'espoir de sauver la vie était bien minime, et craignant pour leur enfant les effets éloignés de l'opération, même si elle réussissait, ils commencèrent par s'opposer à toute intervention. Mes raisonnements eurent raison de ce refus et le docteur J. Ross Murray, médecin-major de l'artillerie royale, m'aida dans le choix du procédé opératoire et dans son exécution.

Le doigt introduit dans le rectum éprouvait une sensation de refoulement, chaque fois que l'enfant poussait, et au premier abord nous pensions qu'on pouvait perforer le cul-de-sac et aboucher les bords de la plaie ainsi faite aux bords de l'orifice anal ; mais la distance trop grande (6 centimètres) qui séparait le diaphragme de l'anus nous força à abandonner cette idée. Nous nous décidâmes alors à pratiquer l'opération d'Amussat dans la région lombaire gauche, ce qui fut fait selon la méthode classique ; en cours de route deux petites artères de la paroi furent tordues ; dès que la cavité abdominale fut ouverte, je cherchai le côlon descendant ; quand je retirai mon doigt l'intestin distendu fit hernie à travers la plaie, je le rentrai sans trop de peine et une partie en fut retenue dans l'orifice au moyen de ligatures transversales qui furent fixées aux lèvres de la plaie. Puis je pratiquai une ouverture le long du grand diamètre du côlon, les ligatures étant fixées en quatre points.

L'enfant perdit relativement très peu de sang et il supporta très bien l'opération. A l'ouverture de l'intestin une grande quantité de liquide brun foncé fit irruption hors du côlon distendu ce qui donna un soulagement énorme et immédiat. Dès ce moment l'enfant parut ne plus souffrir. De temps en temps l'orifice laissait passer une certaine quantité de liquide semblable au premier. L'enfant absorba du lait et du cognac à faibles intervalles et finalement mourut sans faire un mouvement 18 heures après l'opération.

Deux heures après la mort j'examinai la cavité abdominale et je trouvai la disposition représentée par le croquis. La malformation consistait en une bifurcation de l'intestin se produisant à 4 centimètres du pylore. L'intestin grêle présentait un diamètre d'environ 8 millimètres ; les parois en étaient épaissies, de couleur grise, sa cavité était bourrée d'un méconium verdâtre à demi solide qui la remplissait jusqu'au cœcum rudimentaire avec son appendice vermiforme ; du cœcum partait une portion d'intestin en forme de tuyau de pipe se terminant au cul-de-sac formant le rectum. Le deuxième intestin était bien plus développé et avait l'apparence de l'intestin normal, il mesurait environ 32 centimètres 5 de longueur sur 25 millimètres de diamètre. Avant l'opération ce canal était distendu par du liquide, c'était le seul canal perméable dès la naissance. Mais il se terminait en cul-de-sac et dès lors formait une sorte de poche qui ne pouvait se vider que par régurgitation. Il avait été ouvert environ à 75 millimètres au-dessus du cul-de-sac, par conséquent en un point favorable. Au point de vue des résultats, notre intervention n'a pu sauver la vie de l'enfant; du moins elle a supprimé la souffrance et a permis une mort sans douleur et qui contrastait, au dire des parents, avec les tortures qu'avait subies leur autre enfant. J'ai su qu'ils avaient tous deux vécu dans la crainte d'avoir encore un enfant ayant la même malformation que le précédent. Il n'est pas douteux que cette pensée occupait constamment l'esprit de la mère. Faut-il en conclure que la malformation intestinale est le résultat de cette idée fixe ? sinon, quelle pathogénie invoquer ?

OBSERVATION XIII

(SCHOTTELIUS. — *Schriften der Gesellschaft zur Befœrderung der gesammten Naturwissenschaften zu Marburg*, 1881, Bd. XI, 7e Abhandlung, S. 12.)

Zwei Fælle von Missbildung am Dünndarm.

Fille âgée de 3 jours, née le 24 août 1880. Le jour même de la naissance, l'enfant a des vomissements de méconium; elle urine, mais n'émet pas de matières par l'anus. Des lavements amènent l'évacuation de petites crottes grises, dures, à peines grosses comme des petits pois. Le 26 on peut introduire dans le rectum une petite sonde qui s'enfonce à 14 centimètres de profondeur; on provoque ainsi l'issue d'un véritable chapelet de ces petits noyaux signalés tout à l'heure et qui sont reliés par des filaments de mucus de 5 millimètres de long.

La laparotomie est pratiquée le 27 août. On trouve un gros intestin affaissé et un intestin grêle, au contraire, fortement distendu, on s'en sert pour l'établissement d'un anus contre nature. Aussitôt l'intestin ouvert il s'écoule une grande quantité de liquide bilieux. Les vomissements s'arrêtèrent aussitôt, mais l'enfant succomba néanmoins 33 heures après l'opération.

Autopsie. — Le duodénum laisse très bien passer un crayon ;

le jejunum a le volume du petit doigt ; la portion terminale de l'ilćon est fortement distendue (9 centimètres de circonférence) et finit en cul-de sac ; lui fait suite un segment intestinal long d'environ 3 centimètres, de consistance élastique et ferme, du volume à peu près d'un appendice vermiforme d'adulte et qui se trouve fermé à ses deux extrémités par deux atrésies. Le reste de l'iléon présente des parties tantôt filiformes tantôt atteignant le calibre d'une plume d'oie. Ces différentes parties sont séparées par des étranglements qui correspondent les uns à des sténoses plus ou moins serrées, les autres à des atrésies complètes ; les segments intestinaux que ces étranglements interceptent ont de 2 à 6 centimètres de longueur. Le gros intestin est normal, mais fortement rétracté et complètement vide. L'anus artificiel siège au point où le jejunum se continue avec l'iléon. Tout le paquet des anses atrophiées et atrésiées est tordu de droite à gauche autour du point d'insertion de son mésentère ; il y a une spire d'un tour et demi.

OBSERVATION XIV

(F. Gærtner. — *Jahrb. f. Kinderheilk. u. phys. Erzieh.*, 1883, t. XX, p. 403.)

Multiple Atresien und Stenosen des Darms bei einem neugeborenen Knaben.

André W..., né le 24 octobre 1882, est apporté le 30 octobre à la clinique pédiatrique de Strasbourg (prof. Koth), parce que jusqu'alors il n'a pas encore eu de selle et qu'il a eu des vomissements fécaloïdes. A son entrée on lui fait prendre une cuillerée à café d'huile de ricin, mais il la rend mêlée à des matières fécales. Le cathétérisme du rectum, pratiqué presque immédiatement après, montre que celui-ci se termine en cul-de-sac à environ 6 centim. au-dessus de l'anus. On se décide alors, en vue d'une intervention opératoire, à faire transporter l'enfant dans le service de clinique chirurgicale du professeur Lücke.

L'examen de l'enfant pratiqué à ce moment donne les résultats suivants :

Enfant manifestement petit, très amaigri, refroidi et poussant des cris continuels. Le cordon ombilical n'est pas encore tombé. Abdomen fortement ballonné et donnant à la percussion un son tympanique très accentué. Un phimosis très marqué ne laisse écouler l'urine que goutte à goutte, encore la miction exige-t-elle pour se faire de grands efforts de la part de l'enfant. L'orifice anal est très petit et situé au voisinage immédiat du scrotum. Une sonde introduite dans l'anus pénètre de 6 centimètres, puis butte sur un obstacle mou, élastique, ne cédant que faiblement à la pression du cathéter. En retirant ce cathéter on ne ramène qu'un peu de mucosités et de pus.

Comme le collapsus s'accentuait de plus en plus et qu'une opération apparaissait comme la seule planche de salut, le professeur Lücke se décida d'abord à tenter la rectotomie et, dans ce but, il commença par agrandir l'anus à l'aide d'une incision s'étendant en arrière vers le coccyx. Mais cette tentative étant restée sans résultat, il se résolut à faire un anus contre nature d'après la méthode de Littre. A environ 1 centim. 1/2 en dedans et un peu au-dessus de l'épine iliaque antérieure et supérieure gauche on commence une incision qui court parallèlement à l'arcade de Fallope et qui conduit sur le péritoine au travers duquel on aperçoit une anse intestinale distendue par les matières. Le péritoine incisé, on saisit cette anse et on la fixe, par des points à la Lembert, aux lèvres de l'incision péritonéale pariétale et à la plaie cutanée ; puis l'intestin est ouvert. La paroi intestinale est, en ce point, notablement épaissie. Une sonde introduite par l'anus artificiel se laisse enfoncer verticalement par en haut et ramène, quand on la retire, du méconium ; enfoncée par en bas, au contraire, elle butte immédiatement contre un obstacle, ce qui fait supposer qu'on a eu la chance de placer l'anus juste à l'extrémité de l'intestin.

Malgré l'opération, il n'y eut dans la journée aucune émission de matières par l'anus artificiel. On pratiqua la faradisation des parois abdominales dans le but de réveiller la contractilité intestinale. On fit également des injections chaudes dans l'anus artificiel.

A la suite de ces dernières il sortit un peu de méconium moulé du bout supérieur. Néanmoins l'état de l'enfant ne fit que s'aggraver ; le pouls devint à peine comptable, cependant que la respiration restait assez régulière. Les bouillottes avaient déjà été employées dès le début ; on a recours en plus à l'enveloppement ouaté. On essaye, mais en vain, de faire boire quelque chose à l'enfant. Celui-ci s'affaiblit de plus en plus et succombe à minuit.

Autopsie. — Estomac dilaté ; son diamètre, perpendiculaire aux deux courbures, mesure 10 centimètres ; sa muqueuse est légèrement injectée.

Le duodénum atteint à peu près le volume de l'extrémité du pouce ; sa 3e portion (portion terminale) présente des fausses membranes qui la recouvrent et des brides fibreuses ; les fausses membranes se laissent facilement détacher. A ce niveau, c'est-à-dire à environ 30 centim. du pylore, l'intestin s'étrangle brusquement au point de ne plus atteindre que 12 millim. de diamètre, au lieu de 30 millim. qu'il avait immédiatement au-dessus et de 15 millim. qu'il avait au-dessous.

Suit-on, à cet endroit, la ligne d'insertion du mésentère, on s'aperçoit que celle-ci présente sur une longueur de 4 à 5 centim. un tour de spire allongé et irrégulier, ce qui fait supposer que le rétrécissement de l'intestin est dû à une torsion de celui-ci sur son axe. A partir du point rétréci, le jéjunum s'élargit de nouveau peu à peu jusqu'à atteindre un diamètre de 60 millim. ; à ce moment il se termine brusquement en cul-de-sac. Ce cul-de-sac correspond à peu près au milieu de l'iléon. Au cul-de-sac fait suite un cordon plein de 1 centim. de long sur 1 millim. de diamètre seulement, puis vient un nouveau segment d'intestin large de 6 millim. à peine et long de 12 centim., lequel se termine dans le cœcum. Celui-ci possède un appendice bien développé, mais en haut, après un trajet seulement de 3 centim., il se termine également en cul-de-sac. C'est sur le cœcum qu'a porté l'anus contre nature. Le reste du gros intestin est mal développé et présente une nouvelle oblitération au niveau de l'S iliaque.

OBSERVATION XV

(KIRMISSON. — *Maladies chirurgicales*, 1898, p. 414.)

Il s'agit d'un enfant du sexe masculin, très petit, né avant terme (à 8 mois environ), le 10 octobre 1884.

Il y avait absence complète d'anus; on ne sentait à la région anale aucune tumeur venant bomber à l'extérieur pendant les cris de l'enfant; le raphé médian antéro-postérieur formait une sorte de bourrelet seulement au dehors.

Les ischions étaient très rapprochés l'un de l'autre. Toutes ces circonstances démontraient que l'ampoule rectale était située à une grande hauteur, et ce fait rapproché du misérable état général de l'enfant ne laissait guère d'espoir de le sauver. Néanmoins, l'intervention chirurgicale était formellement indiquée. Je fis donc, sur 5 centimètres, une incision commençant en avant des ischions.

Bien que la dissection fût faite jusqu'à 2 centim. de profondeur, je ne rencontrai aucun vestige du rectum. L'enfant fut alors couché sur le ventre; je prolongeai l'incision jusqu'au-dessus du coccyx; je dénudai cet os et j'en réséquai l'extrémité inférieure dans une étendue d'un demi-centimètre environ. Je ne tardai pas alors, après une courte dissection, à apercevoir, immédiatement au devant de l'os, une petite poche très peu volumineuse qui bombait légèrement pendant les cris de l'enfant. Mais son petit volume, son peu de relief, l'absence de la coloration verdâtre que présente habituellement l'ampoule rectale distendue par le méconium, me firent hésiter à reconnaître là l'intestin. Je craignis un instant avoir affaire à la vessie; pour dissiper tous les doutes, je pratiquai à l'aide d'un stylet le cathétérisme; j'arrivai facilement dans la vessie, et je pus m'assurer que le stylet passait en avant de la poche que nous avions sous les yeux sans pénétrer dans son intérieur. On pouvait se demander encore, à cause du peu de volume de l'intestin, si nous n'avions pas affaire à un cordon plein, remplaçant la partie manquante du rectum. Nous fîmes donc, à deux reprises différentes, une ponction avec la seringue de Pravaz pour voir si nous obtiendrions du méconium ; les deux ponctions restèrent sans résultat. Je donnai alors un coup de ciseau sur la portion la plus saillante de la poche ; sa paroi, très épaisse, ne fut pas intéressée dans toute son étendue, et il s'écoula seulement du sang. Un second coup de ciseau perfora la muqueuse et donna issue au méconium en grande abondance. Je fis alors la suture de l'intestin à la peau par douze fils d'argent ; quelques points de suture, au fil d'argent également, refirent en avant le périnée.

Cette opération ne fut suivie d'aucun soulagement dans l'état de l'enfant. Il continua à vomir du méconium comme avant l'établissement de l'anus artificiel. La face devint de plus en plus grippée ; le corps se cyanosa, les extrémités se refroidirent, et la mort survint le lendemain à 9 heures du soir, c'est-à-dire le troisième jour après la naissance.

Les détails relatifs à l'autopsie ont été présentés, avec les pièces, à la Société anatomique par M. Darier, interne du service (Darier. *Bull. Soc. anat.*, 1884, p. 414).

Le péritoine était intact ; notre cathétérisme n'avait provoqué aucune lésion du côté de l'urètre et de la vessie ; les organes génito-urinaires étaient normalement conformés. Ce qu'il y avait de plus intéressant, c'était au-dessous de l'estomac, l'existence d'une dilatation du duodénum présentant un volume égal à celui de l'estomac lui-même. L'examen de la face interne de l'intestin montre, à l'extrémité inférieure du duodénum dilaté, une valvule verticalement placée, percée seulement d'un étroit orifice à l'union de son insertion sur la paroi intestinale. C'est à cette malformation, rendant complètement impossible l'alimentation de l'enfant, qu'il faut rapporter l'issue funeste.

OBSERVATION XVI

(v. Tischendorf. — *Centralbl. f. Chir.*, 1887, Beil. zu N° 25, S. 69.)

Enterostomie bei angeborener Atresie des Ileum.

Enfant âgé de 6 jours qui, depuis sa naissance, n'avait rendu aucune parcelle de méconium. Au toucher rectal on n'avait rien constaté d'anormal. La laparotomie fut faite le 21 mars 1887. On découvrit une atrésie de l'iléon située à 25 centim. au-dessus de la valvule iléo-cœcale, c'est-à-dire au point d'insertion du conduit omphalo-mésentérique. En aval de l'oblitération, l'intestin était filiforme ; en amont, sur une longueur de 20 centim., l'intestin était dilaté en ampoule et rempli de méconium.

Renonçant, à cause de l'état misérable de l'enfant, à une entéro-anastomose, on établit, par l'ouverture et la suture de l'anse dilatée à la paroi abdominale, un anus artificiel qui, de suite, donna passage aux matières.

L'enfant supporta très bien l'opération et le narcose qui avaient duré deux heures. La guérison opératoire se fit sans élévation de température. Mais, malgré le bon fonctionnement de l'anus artificiel, l'enfant, ne pouvant recevoir l'allaitement maternel, devint cachectique, prit le muguet et finit par succomber, 15 jours après l'opération.

OBSERVATION XVII

(J. Bland-Sutton. — *The americ. journ. of the medic. sciences*, 1889, vol. LXXXXVIII, p. 457.)

De l'imperforation de l'iléon.

En juin 1889, mon ami le docteur Maxwell me demanda d'aller voir un bébé de 48 heures. Aussitôt après sa naissance on avait remarqué que l'abdomen était très distendu et bientôt l'enfant se mit à vomir. L'anus était normal et une sonde pénétrait librement dans le rectum : l'enfant n'avait rendu que des glaires par l'anus. Il n'y avait donc pas imperforation anale, ni rectale, ni pharyngienne, puisque l'enfant avalait sans difficulté. J'écartais l'hypothèse d'une imperforation duodénale et je concluais qu'il s'agissait d'une imperforation de l'iléon. A la demande des parents j'ouvris l'abdomen et trouvai l'iléon imperforé à une distance d'environ 45 centim. de la valvule iléo-cœcale. L'extrémité du segment juxta-cœcal était quelque peu ratatiné : il était séparé de l'autre segment par un intervalle d'environ 25 millim. Le cul-de-sac supérieur était distendu par du méconium et congestionné.

J'enlevai cette portion de l'intestin et abouchai l'iléon à la plaie abdominale. Des gaz et du méconium furent expulsés en abondance : l'enfant parut aller bien et put même absorber un peu de lait.

Environ six heures après l'opération le petit malade mourut subitement.

A la connaissance de l'auteur c'est le premier cas où l'imperforation fut diagnostiquée pendant la vie et opérée.

L'auteur se base sur les faits suivants pour attribuer les malformations de l'iléon à la coalescence excessive du segment intra-abdominal du canal vitello-intestinal :

Les occlusions ou rétrécissements du tube digestif se produisent toujours au point d'union des formations embryologiques. Exemples : l'imperforation du pharynx se produit au point d'union de l'intestin moyen avec l'intestin céphalique ; les rétrécissements ou perforations du duodénum siègent juste au-dessus des papilles biliaires là où naît le bourgeon hépato-pancréatique : les imperforations du rectum et de l'anus sont dues à l'union imparfaite de l'intestin moyen avec l'intestin terminal. Enfin l'iléon est imperforé au point où l'intestin primitif communiquait avec le sac vitellin par l'intermédiaire du conduit vitellin.

L'auteur a d'ailleurs exposé ses idées sur ce sujet dans ses leçons professées au Collège des chirurgiens de Londres, en 1887. (Voir *Lancet* de la même année.)

OBSERVATION XVIII

(Fischer. — *Deut. Zeitsch. f. Chir.* 1891, T. XXXI, p. 441.)

Angeborene Verengerung des Darms mit Incarceration durch Achsendrehung.

J. O..., fillette âgée de 3 jours, amaigrie et affaiblie, est apportée à l'hôpital le 27 novembre 1889, pour une imperforation rectale : l'enfant n'a pas encore eu de selle et, par contre, elle vomit du méconium. Une sonde à boule introduite dans l'anus butte au bout de 3 centimètres contre un obstacle. Après agrandissement de l'orifice anal par une incision postérieure, on put attirer le cul-de-sac rectal, l'ouvrir et le suturer à la peau périnéale. A la suite de cette intervention la sonde put pénétrer de 7 centimètres ; en la retirant on ramena quelques matières grisâtres. Plusieurs lavements furent alors administrés à l'enfant, mais sans résultat ; l'enfant continua à vomir des matières fécales jaunâtres, puis succomba dans la soirée.

A l'autopsie, aussitôt le ventre ouvert, on aperçut une anse intestinale fortement distendue venir faire saillie dans la plaie ; derrière cette anse était située toute une partie d'intestins frappée d'arrêt de développement. Tout le paquet intestinal fut extrait et séparé de son mésentère : on put se convaincre aussi qu'il n'existait ni valvules, ni adhérences péritonéales, ni étranglement par bride quelconque. Pas d'épanchement ascitique. L'estomac était plein, à peu près vers la fin du duodénum, le jéjunum commençait à se dilater, peu à peu atteignant en son point le plus dilaté le volume d'un jéjunum d'adulte. Puis il formait trois dilatations sacculaires de plus en plus petites, dont la dernière se terminait par un rétrécissement brusque très accentué. Toute la portion d'intestin située au-dessus de ce point rétréci et l'estomac avaient une coloration rose pâle normale. Mais en aval du rétrécissement le reste de l'intestin était de couleur blanc-grisâtre, comme anémié, excepté en un seul point que nous allons signaler. Immédiatement au-dessous du point rétréci venait un segment d'intestin long de 2 cent. 1/2, absolument filiforme (1 millim. de diam.), puis un segment long de 3 cent. 1/2 et large d'un demi centimètre, enfin de nouveau un segment filiforme de 12 centimètres. A ce dernier endroit se trouvait une anse complètement tordue sur elle-même ; les deux branches de l'anse tordue étaient longues de 2 cent. et épaisses seulement de 1 millim. 1/2, le corps de l'anse lui-même long de 2 cent. 1/2, large de 7 millim., avait une coloration violet foncé. A cette anse tordue faisait suite un segment intestinal filiforme long de 2 cent., puis venait un segment long de 2 cent. et large de 3 millim., puis un nouveau segment filiforme de 3 cent. 1/2 de long, enfin un dernier segment long de 10 cent. et du volume d'un porte-plume. A ce dernier segment était appendu l'appendice vermiforme qui avait 3 millim. de diamètre et 4 cent. de long. Quant au gros intestin, d'une longueur de 40 centimètres, il avait 1 centimètre de large. Tous les autres organes étaient normaux.

OBSERVATION XIX

(Brindeau et Budin. — *Journal de médec. de Paris*, 1894, p. 425.)

Rétrécissement congénital de l'intestin grêle

Antécédents héréditaires : père mort à quarante ans, tuberculeux ; mère vivante, trois frères et sœurs bien portants.

Antécédents personnels : aucune maladie, trois grossesses antérieures, tous enfants morts : premier, méningite ; deuxième, athrepsie ; troisième, fausse couche de trois mois.

Grossesse actuelle, bonne. Rien de particulier pendant l'accouchement.

L'enfant est mis au sein le lendemain de l'accouchement ; on lui donne un peu de lait stérilisé qu'il boit bien.

Rien de particulier à noter jusqu'à présent, l'enfant a bonne mine et ne vomit pas.

Le surlendemain la nourrice remarque que l'enfant vomit du lait non digéré. Il est examiné : son état général est bon ; on nous dit que l'endant a rendu son méconium quoiqu'en moins grande quantité.

Dans la journée, l'état s'aggrave, il vomit tout ce qu'on lui donne, il ne veut plus prendre le sein ; à quatre heures de l'après-midi, on vient me prévenir que l'enfant vomit des matières jaunâtres. J'examine alors l'enfant avec soin. On me montre les linges qui l'entourent, ils sont souillés de matières jaunes liquides ressemblant absolument à des matières de l'intestin grêle. Son faciès est bien, quoique un peu grippé. A l'examen, l'abdomen est très distendu, il y a de la circulation supplémentaire. A la percussion, sonorité exagérée dans toute l'étendue. Depuis le matin, l'enfant n'a plus rendu de méconium ; il n'a pas eu une seule évacuation de matières fécales après sa naissance. J'introduis le petit doigt dans le rectum. J'entre dans l'intestin et je ne sens aucun rétrécissement. Je ramène au bout de mon doigt une grande quantité de méconium. J'introduis une sonde molle et je puis la faire rentrer jusqu'à douze centimètres, sans difficulté ; je donne alors un lavement à l'enfant avec cette sonde, mais le liquide ressort autour de la sonde. Une cuillerée d'huile de ricin qui est immédiatement rejetée avec une grande quantité de liquide fécaloïde. La température est de 34° dans le rectum.

M. Budin est prévenu, il nous dit qu'il faut opérer l'enfant qui doit mourir forcément si l'on n'intervient pas. Il nous permet d'aller prévenir M. Chaput pour faire une laparotomie à l'enfant. L'enfant est endormi à onze heures du soir. On fait la laparotomie médiane, il s'échappe un peu de liquide louche à odeur fécaloïde.

Les anses intestinales très descendues font immédiatement hernie au dehors.

Elles sont violacées et recouvertes par places de fausses membranes. On essaie d'examiner l'intestin sans le sortir hors de la cavité, mais il est impossible de le dévider.

On agrandit alors l'ouverture et l'on étale tout l'intestin sur des compresses bouillies.

Il est facile de voir que c'est l'intestin grêle qui est considérablement distendu. En cherchant le point de départ de l'obstruction, on arrive tout à fait en arrière sur une partie rétrécie qui se continue avec le cœcum. Cette partie est grosse comme un crayon environ.

Tout le gros intestin est rétracté et paraît vide.

La partie rétrécie est dure et il est impossible de faire circuler les matières situées au-dessus.

Incision entre deux pinces. On essaie de pénétrer dans le bout inférieur avec une sonde cannelée. On le peut à peine et on retire du méconium très épais, gluant, formant un véritable bouchon. Ne pouvant rien faire on abouche les deux bouts dans la plaie après avoir refermé le ventre. (Sutures à la soie.)

On essaie alors de faire sortie par pression les matières par le bout supérieur.

Impossibilité absolue.

On débouche avec une sonde cannelée et on retire du méconium épais, filant. Après avoir retiré une certaine quantité, il se fait une véritable débâcle de liquide jaunâtre et de gaz.

On injecte du liquide et on exprime de façon à en retirer le plus possible. On cherche à injecter par le bout inférieur, mais impossibilité absolue.

On recouvre la plaie avec du coton. L'enfant meurt le lendemain, à 9 heures. Il a survécu 9 heures.

Autopsie. — On retrouve les mêmes lésions. La partie dilatée est un peu moins volumineuse que pendant la vie. La partie rétrécie porte sur la dernière partie de l'iléon.

Elle mesure huit à dix centimètres; elle a la grosseur d'un crayon ordinaire, elle est très dure et sa lumière est très petite.

On peut à peine y introduire une sonde cannelée.

Cependant il n'y a d'obstruction complète nulle part.

Le gros intestin ne contient presque plus de méconium.

Pas d'autres malformations dans les organes.

Au microscope on trouve toutes les tuniques épaissies.

L'épaississement porte surtout sur la tunique muqueuse.

Le chorion de la muqueuse présente de nombreuses cellules embryonnaires.

OBSERVATION XX

(Hecker. — *St-Pétersb. méd. Wochenschr.* 9 (21) nov. 1896, p. 399.)

Zur Frage über congenitale Darmocclusion.

Le 13 septembre 1896 au matin on apporte à l'Ambulance de l'hôpital des Enfants-Elisabeth, un enfant de 3 jours qui, déclare-t-on, n'avait pas encore eu de selle depuis sa naissance, mais par contre présentait depuis ce moment des vomissements continuels.

Les parents de l'enfant étaient sains ; il n'y avait chez eux, ni d'ailleurs dans la famille, trace de syphilis, ni de tuberculose. A noter qu'au cours du quatrième mois de sa grossesse la mère, une jeune femme de 18 ans, avait fait une chute dans un escalier. Aussitôt après sa naissance, l'enfant avait poussé des cris vigoureux et pris le sein avec entrain. Mais deux heures après survinrent des vomissements de matières verdâtres (méconium) qui se répétèrent ensuite fréquemment. L'enfant présenta à partir de ce moment une agitation extrême surtout pendant la nuit.

A l'entrée nous trouvons un enfant ayant une teinte subictérique de la peau et des conjonctives, avec un ventre ballonné. Cordon ombilical desséché et encore légèrement adhérent. Anus bien conformé : une sonde y pénètre de 6 centimètres et ramène quelques matières sèches, grisâtres, légèrement teintées de vert. Au cours de cette exploration l'enfant est pris de vomissements et rend un liquide verdâtre mélangé de quelques flocons blanchâtres. Comme une opération semble nécessaire, on passe l'enfant dans le service de chirurgie.

Après plusieurs cathétérismes du rectum, dans lesquels on constate que la sonde butte constamment, à une profondeur de 8 à 10 centimètres, contre un obstacle insurmontable, on pense qu'il s'agit d'une atrésie rectale, située à ce niveau et on se décide à intervenir opératoirement sans anesthésie. Après incision ano-coccygienne, on saisit le rectum avec des pinces et on l'attire par en bas ; cette simple manœuvre permet à la sonde restée dans l'anus, de s'enfoncer un peu plus profondément, mais avec grande difficulté. Ceci nous démontre qu'il ne s'agit pas d'une atrésie rectale mais d'un rétrécissement très serré du rectum, portant sur une étendue plus ou moins grande. M. Anders, qui opère, renonce dans ces conditions à toute opération par le périnée et se décide à faire la laparotomie. Son intention était, suivant le conseil de Maclevel, d'aller à la recherche du rétrécissement par le ventre, puis d'abaisser le bout supérieur du gros intestin jusqu'à la plaie périnéale, enfin de le fixer et de l'ouvrir à ce niveau. Malheureusement ce plan opératoire ne put être réalisé à cause des dispositions anatomiques qu'on rencontra.

L'incision abdominale est faite dans la fosse iliaque gauche, en vue de l'établissement éventuel d'un anus contre nature. Le péritoine ouvert, une anse intestinale fortement dilatée se présente dans la plaie. En cherchant à déterminer le point rétréci, on tombe sur une anse intestinale excessivement longue et grêle, dont le volume atteint à peine celui d'un crayon ; il est impossible de trouver l'origine ni la fin de cette anse, par conséquent le point où elle s'abouche dans l'anse dilatée. Dans ces conditions et aussi à cause de sa longueur, on ne peut songer à faire la résection de l'anse rétrécie et on se contente d'établir un anus contre nature sur l'anse dilatée. Aussitôt celle-ci ouverte, il s'échappe une quantité considérable de gaz et de matières fécales et le météorisme s'efface complètement. L'hémorrhagie a été des plus minimes et l'enfant semble avoir très bien supporté l'opération.

Suites opératoires : après l'opération l'enfant s'endort puis se réveille pour prendre le sein ; le pansement est changé la nuit ; il est taché par des matières fécales. La nuit est agitée ; le lendemain matin la température est à 39° 1 ; l'enfant ne prend plus le sein, mais boit encore au biberon. Le pansement est encore imprégné de matières fécales ; les bords de l'anus artificiel ont une teinte livide qui s'étend jusqu'au pubis. Le reste de la journée, l'agitation est assez grande. Le soir la température est à 38° 6 et le petit malade succombe à minuit et demie. Il avait vécu en tout 4 jours et 6 heures 1/2.

Autopsie. — A l'ouverture du ventre, faite suivant la ligne blanche on voit sortir un peu de sérosité rosâtre. Les anses intestinales présentent çà et là des adhérences entre elles et avec le péritoine pariétal (fausses membranes fibrineuses) ; elles sont légèrement congestionnées. Toute une portion de l'intestin grêle se présente fortement dilatée, qui se termine en cul-de-sac au niveau de l'entrée du bassin. Sous le lobe droit du foie, à droite de la vésicule biliaire se trouve une masse allongée, longue de 5 centimètres environ, large de 2 centimètres de consistance ferme de coloration grisâtre, entourée de formations conjonctives épaisses et réunie au foie par des brides fibreuses ; jusqu'ici il est impossible de déterminer la nature de cette masse. La masse intestinale ayant été enlevée en totalité, on peut constater que l'estomac, le duodenum et le jejunum sont libres de tout obstacle ; l'anus artificiel est placé à 67 cm. du pylore ; de là il y a encore avant le cul-de-sac terminal une portion d'intestin longue de 30 cm. qui est perméable et dilatée. A partir de ce point l'intestin fait défaut. Mais si, partant de l'anus on suit le gros intestin, on s'aperçoit que celui-ci est formé par un cordon étroit de 4 à 5 millim. de diamètre environ, mais ayant une lumière parfaitement reconnaissable, lequel cordon s'insinue entre les anses grêles distendues et gagne ainsi la masse sous-hépatique dont nous avons parlé plus haut et dans laquelle il se termine. En libérant cette masse des adhérences qui l'environnent, on voit qu'elle est formée par une dilatation intestinale en cul-de-sac. Le cœcum et l'appendice sont à peu près à leur place normale. Donc toute la partie terminale de l'intestin grêle est formée par la dilatation sous-hépatique et par le mince cordon qui s'étend jusqu'au cœcum.

Il s'agissait donc dans ce cas d'une atrésie intestinale avec péritonite fœtale ancienne, perihépatite et peritonite aiguë commençante.

OBSERVATION XXI

(Villemin. — *Bull. de la Soc. de Pédiatrie de Paris*, juin 1899, page 133.)

Cloisons congénitales de l'intestin.

M. Villemin présente le tube digestif tout entier d'un enfant venu au monde avec des cloisons de nature congénitale siégeant sur le gros et le petit intestin.

L'enfant avait quatre jours quand il fut apporté à l'hôpital, le ventre considérablement ballonné ; vomissements de méconium, aucune selle. L'anus est bien conformé, le rectum existe et par le toucher, le doigt peut pénétrer sans rencontrer aucun obstacle jusqu'à une profondeur de sept centimètres. Mais là, au contact des vaisseaux iliaques, on se heurte à un cul-de-sac infranchissable. Vu la situation élevée de l'obstacle, l'intervention curative par la voie périnéale est jugée impossible ; il fallait avoir recours à la méthode palliative, à l'anus iliaque. Par la laparotomie latérale, il est possible de reconnaître, à l'aide de l'index explorant le contenu de l'abdomen, que du cul-de-sac rectal il part un S iliaque et un côlon descendant atrésiés du calibre d'une plume d'oie. On peut encore suivre la moitié du côlon transverse qui présente les mêmes caractères, mais il est impossible d'explorer plus loin le gros intestin. Toutes les anses attirées vers la plaie ont l'aspect de l'intestin grêle ; sur l'une d'elles est pratiqué l'anus contre nature.

Durant quatre jours, l'enfant se porta très bien, sans fièvre, sans réaction péritonéale, buvant au biberon avec avidité. Mais pendant une nuit où il ne cessa de crier, il réussit à faire sortir hors du ventre une partie de son intestin par la partie inférieure de l'incision abdominale où les sutures avaient lâché. Une laparotomie médiane permit de faire rentrer dans l'abdomen ces anses sur lesquelles l'anus intestinal avait pendant toute une nuit déversé son contenu. L'enfant mourut quarante-huit heures après.

L'intestin grêle est de calibre normal et rempli de matières fécales et de gaz sur une longueur de cinquante centimètres à partir de l'estomac. A ce niveau est un cloisonnement absolument infranchissable aux gaz ; pendant quarante centimètres, l'intestin grêle a les dimensions à peu près constantes d'une plume d'oie.

Une légère dilatation marque le cœcum, reconnaissable d'ailleurs à un appendice bien conformé. Le gros intestin qui mesure environ trente-cinq centimètres, présente absolument les mêmes apparences que la portion vide de l'intestin grêle. Après le second cloisonnement, se trouve le cul-de-sac rectal long de sept centimètres.

Ainsi donc, à côté de cinquante centimètres d'intestin de calibre normal, il y a une partie du tube digestif incarcérée entre deux cloisonnements et qui ne mesure pas moins de soixante-quinze centimètres de long. En admettant que l'enfant ait échappé à la péritonite, il est permis de douter qu'il ait pu vivre avec une conformation pareille.

La cloison inférieure rentre bien dans la catégorie de celles que M. Lannelongue a décrites en 1884. Mais celle qui siège sur l'iléon est bien plus rare. Hoffmann, Tischendorf ont rapporté des observations tout à fait comparables à la nôtre. Les explications embryogéniques qui attribuent ces malformations à des anomalies du canal vitello-intestinal ne nous semblent pas applicables à notre cas, dont l'origine est probablement pathologique.

OBSERVATION XXII

(V. Mangold. — *Jahresbericht der Gesellschaft f. Natur-und Heilkunde in Dresden*. Sitzungs periode 1896-1897. Dresden, 1897. S. 60.)

Ueber Kongenitalen Darmverschluss.

Fille âgée de 3 jours, est apportée à l'hôpital au deuxième jour de sa naissance parce qu'elle vomit continuellement et qu'elle n'a encore rien rendu pas l'anus.

Une sonde introduite dans le rectum y pénètre de 7 à 8 centimètres ; mais l'eau injectée en ressort aussitôt, entraînant des petits boudins de matières muqueuses ayant l'aspect du smegma et qui se montrent formés d'un agglomérat de cellules épithéliales.

La laparotomie est pratiquée le 26 octobre 1896, dans la position inclinée et sous l'anesthésie mixte (Schleich). Au point où le jejunum se continue avec l'iléon, il existe une atrésie complète. L'iléon, dont le volume ne dépasse pas celui d'un crayon, présente en cinq autres points des atrésies entre lesquelles les segments intestinaux affectent une forme en croissant avec chacun, semble-t-il, un mésentère distinct. Tout le gros intestin est affaissé et mal développé, mais perméable, ainsi qu'on peut s'en convaincre par un lavement administré sur la table d'opération.

Dans ces conditions V. Mangold pense qu'il est indiqué de faire une entéroanastomose entre l'extrémité inférieure du jejunum, juste au-dessus de l'atrésie, et la partie originelle du gros intestin juste au-dessous du cœcum.

L'enfant succomba dans la nuit qui suivit.

OBSERVATION XXIII

(Franke. — *Verhandl.* der deut. Gesellsch. f. chir. T. XXVII. 1898, page 306.)

Ueber den angeborenen Verschluss des Dünndarms und seine Behandlung.

En novembre 1896, je fus appelé un soir auprès d'un enfant de deux jours qui, depuis sa naissance, vomissait tout ce qu'il prenait et même, les dernières fois, avait vomi du méconium, alors qu'aucune matière n'avait été expulsée par l'anus, malgré des lavements répétés. Je trouvai un enfant vigoureux, sans fièvre, avec un ventre légèrement ballonné dans sa partie gauche, mais non douloureux à la pression : pas de tumeur ou d'anse intestinale perceptible à la palpation ; le son était clair à la percussion. L'anus laissait passer facilement la canule de l'irrigateur ; le rectum admettait un lavement d'environ 50 à 60 grammes, mais l'eau ressortait aussitôt.

Le lendemain, l'état de l'enfant restait le même, et après avoir constaté qu'il n'existait aucune hernie, je fis, sous l'anesthésie chloroformique, une laparotomie latérale gauche dans l'idée qu'il s'agissait d'une oblitération du côlon descendant ou de l'S iliaque ou d'un volvulus de cette dernière. Aussitôt le péritoine ouvert, vint faire saillie dans la plaie une anse intestinale légèrement congestionnée, fortement distendue, et qui n'appartenait pas, comme je le pensais, au gros intestin, mais à l'intestin grêle.

Ce segment intestinal dilaté se terminait en un cul-de-sac ayant la forme d'un dôme, ayant à peu près l'aspect et le volume de la grosse extrémité d'un œuf de poule.

Puis, sur une longueur d'environ un centimètre, on ne trouvait plus que le bord libre du mésentère, lequel allait ensuite s'épaississant graduellement et se continuait avec un cordon grisâtre, cylindrique, de volume d'un crayon, lequel s'allongeait jusqu'au cœcum où il se jetait manifestement dans le côlon ascendant. Ce cordon n'était pas plein, mais creux, ainsi qu'on pouvait s'en convaincre en le palpant entre deux doigts.

Que faire ? Une entérostomie ? Mais cette opération qui se présentait tout d'abord à l'esprit pour aller au plus pressé et sauver la vie de l'enfant immédiatement menacé, me sembla à la réflexion pleine de menaces pour l'avenir à cause de l'exclusion d'un trop grand segment d'intestin qu'elle impliquait. Après une courte réflexion, je me décidai pour l'entero-anastomose : j'avais également écarté, cela va de soi, la résection intestinale avec réunion axiale consécutive comme étant impossible en raison de l'inégalité de calibre des segments à réunir. Donc, après avoir vidé le bout supérieur de ses gaz et de son contenu (un liquide jaunâtre), à l'aide d'une incision longue de deux centimètres, et après l'avoir lavé avec une solution saline, j'amenai au contact du bout supérieur le cordon creux sous-jacent, et après avoir fait sur ce dernier, à une distance d'environ 10 centimètres du bout supérieur, une petite ouverture de 1 centimètre, je fis l'entéro-anastomose à l'aide de deux rangées de sutures à la soie. La première, uniquement séro-séreuse, la seconde comprenant en outre toute la tunique musculaire. Mais au moment de terminer cette double rangée de sutures (il ne me restait plus qu'à faire la suture séro-séreuse d'un côté), je m'aperçus qu'il y avait danger, en l'achevant, que l'étroit cordon constitué par le bout inférieur, fût tellement rétréci, que sa lumière n'existât pour ainsi dire plus. Je dus donc me contenter d'une seule rangée de sutures de ce côté ; mais afin de la consolider je couchai et je fixai le long d'elle toute la portion du cordon constituant la partie initiale du bout inférieur (au-dessous de la bouche anastomotique), portion que j'avais préalablement sectionnée entre deux fortes ligatures au catgut. Puis je rentrai l'intestin et je refermai le ventre. L'opération dura une heure ; elle fut très bien supportée par l'enfant. Cependant malgré l'excellence du pouls pendant toute la durée de l'opération, afin d'aller plus vite je me contentai de faire cette double ligature du cordon intestinal, dont je viens de parler, sans enfouir sous une suture en bourse ses deux tranches de section. Je pensai d'ailleurs pouvoir agir ainsi en m'appuyant sur cette idée que ce cordon intestinal, privé de contenu, était très vraisemblablement aseptique, et que d'ailleurs la tranche de section se cicatriserait probablement très vite.

Après l'opération, l'enfant prit gloutonnement le sein et peu d'heures après, eut une selle ; il en eut plusieurs autres le lendemain. Les vomissements cessèrent. Mais lorsque, au matin du troisième jour qui suivit l'opération, je vins voir l'enfant, je le trouvai dans le collapsus, avec un pouls à peine perceptible et incomptable et du météorisme abdominal ; quelques heures plus tard il succombait. Le père nous raconta que la veille on avait perçu comme un « éclatement » dans le ventre du petit opéré et que celui-ci avait en même temps poussé un cri. Puis il avait vomi, ne conservant plus rien de ce qu'il buvait et il n'avait plus eu de selle depuis ce moment.

A l'autopsie, je trouvai tous les signes d'une péritonite aiguë généralisée. Au niveau de la bouche entéro-anastomotique il existait une petite brèche, correspondant au point où il n'y avait qu'une rangée de sutures ; par cette brèche on voyait sortir le contenu intestinal. Celui-ci était formé de masses caséiformes, épaisses. Il n'y avait pas le moindre vestige de péritonite ancienne et rien qui pût m'expliquer la cause de l'occlusion intestinale : pas de bride, pas de membranes, pas de diverticule intestinal. L'enfant ne présentait d'ailleurs aucune autre malformation. L'oblitération siégeait à environ 23-25 centimètres du cœcum. Le bout supérieur était encore passablement dilaté, le bout inférieur, au contraire, relativement étroit et aplati.

La mort était donc due à une péritonite généralisée suraiguë causée par la rupture de la suture. Cette rupture était sans conteste, à mon avis, en relation avec l'alimentation reçue par l'enfant. Le lait se caillant dans l'intestin avait formé des masses épaisses, caséeuses, qui n'avaient pu passer au niveau de la bouche anastomotique, très étroite, et, sous une contraction un peu forte du bout supérieur, avaient fait céder la suture en son point le plus faible.

OBSERVATION XXIV

(MAUCLAIRE ET ALGLAVE. — *Bull. et Mém. de la Soc. anat. de Paris.* Déc. 1899, p. 1057.)

Péritonite tuberculeuse ancienne, fibreuse, chez un nouveau-né âgé de 6 jours ; Occlusion intestinale par volvulus portant sur la terminaison d'un intestin grêle qui n'est pas abouché dans le cæcum ; Cæcum pourvu de deux appendices.

Le nommé D... Georges est un enfant né à terme le 21 novembre 1899, d'un père âgé de 26 ans qui jouit d'une bonne santé, et d'une mère âgée de 24 ans, dont un frère est mort tuberculeux.

La mère présente pendant sa grossesse des accidents épileptiformes sur la nature desquels nous n'avons pas pu être éclairés, pas plus que sur des œdèmes persistants des pieds, des jambes et des mains, qui seraient survenus vers la fin de la grossesse.

L'examen des urines de la malade n'a pas été fait. Actuellement cette femme n'aurait rien de suspect dans la poitrine, mais souffrirait de son ventre qui reste gros et douloureux.

L'enfant, qui pesait deux livres environ, au moment de sa naissance, fut pris, dans les heures qui suivirent, de vomissements abondants, jaune-verdâtres, puis noirâtres. En même temps, le ventre se ballonnait fortement.

Pendant les trois jours qui suivirent sa naissance, l'enfant ne rendit aucune matière par l'anus et ne s'alimenta pas. Les tentatives qui furent faites pour l'engager à prendre le sein ne réussirent pas, à peine parvint-on à lui faire ingérer un peu d'eau sucrée.

Après trois jours, comme il paraissait très affaibli et en danger de mort, les parents l'amenèrent à l'hôpital.

A son arrivée dans le service de M. Brun, le petit malade a le ventre fortement ballonné, le teint terreux, les extrémités froides. Sa température est de 37°2. M. Mauclaire est appelé.

En présence des renseignements fournis par les parents, des vomissements fréquents et de l'absence d'évacuation des matières stercorales, on pense à une imperforation de l'anus. Pourtant, un léger suintement muqueux qui s'opère par cet orifice fait rejeter cette idée et engage M. Mauclaire à explorer la portion terminale de l'intestin.

Au moyen du petit doigt, M. Mauclaire croit sentir dans le rectum une valvule qui obstrue ce canal et pense qu'il y a lieu de pratiquer un anus iliaque.

Une incision est faite à la peau de l'abdomen, à 1 centimètre en avant de l'épine iliaque gauche antérieure et supérieure.

La cavité péritonéale est ouverte, mais M. Mauclaire cherche vainement l'S iliaque et se décide à amener à la paroi une anse grêle distendue par des gaz et des matières. Cette anse est fixée aux lèvres de l'incision, et largement ouverte.

Dans les heures qui suivent, il s'écoule des matières en abondance par l'anus artificiel. Les vomissements ne se reproduisent pas et l'enfant s'alimente. Il prend du lait et de l'eau sucrée.

La température, le soir de l'opération, est de 37°6 ; le lendemain elle est de 37° et un mieux appréciable semble s'être produit.

Cependant, deux jours après, dans la soirée du 27, l'enfant se refroidit, sa température tombe à 36 et il meurt.

L'*autopsie* est pratiquée 24 heures après la mort.

On trouve dans la cavité thoracique un cœur et des poumons absolument normaux et sains.

Dans la cavité abdominale, il existe une péritonite généralisée avec des lésions récentes, aiguës, autour du point où l'anus artificiel a été pratiqué, mais avec des lésions anciennes dans tous les autres points.

Il existe sur les anses intestinales, et sur le foie, qui est très volumineux, de nombreuses et épaisses fausses membranes et une multitude de brides et de tractus fibrineux et fibreux qui maintiennent les anses intestinales étroitement appliquées les unes sur les autres comme collées et ramassées en un paquet qui adhère au foie.

Peu à peu on parvient à décoller les anses grêles les unes des autres, mais, du côté droit, le foie se continue au niveau de son bord et de sa face inférieure, sans démarcation appréciable, avec une masse qui a le volume d'un œuf de poule.

Cette masse, élargie en haut, comme largement implantée sur le foie, est acuminée en bas où elle est bifide. Elle descend jusqu'à l'entrée de la cavité pelvienne. Elle est verdâtre en certains points, couverte de fausses membranes jaunâtres en d'autres, et semble n'être, au premier abord, que la vésicule biliaire extrêmement distendue.

Au voisinage de son sommet, cette masse sous-hépatique adhère intimement à l'intestin grêle duquel on ne peut pas la séparer par des tractions un peu fortes.

En ce point l'intestin grêle paraît comme enroulé sur lui-même et le mésentère qui le supporte forme tire-bouchon. On peut déjà penser à un volvulus de la portion de l'intestin grêle adhérente à la masse sous-hépatique.

En relevant le sommet de celle-ci, on découvre le sommet de l'S iliaque qui est venue, elle aussi, lui adhérer intimement au devant du pôle inférieur du rein droit.

Si maintenant on étudie de plus près la masse sous-hépatique, on s'aperçoit qu'elle adhère seulement au foie par des fausses membranes et des tractus fibreux néoformés, et on parvient bientôt à l'en séparer complètement.

On voit que la masse en question, irrégulière et bosselée, est formée en réalité par deux anses intestinales extrêmement distendues, accolées et maintenues réunies par des fausses membranes épaisses et denses.

Ces deux anses sont en continuité l'une avec l'autre et forment un anneau complet.

L'une des moitiés de l'anneau se continue avec l'intestin grêle, à la faveur d'un pédicule qui n'est autre qu'un segment de cet intestin assez tordu sur lui-même pour que sa lumière soit complètement effacée. L'autre moitié de l'anneau se termine en cul-de-sac. Cette dernière représente la terminaison de l'intestin grêle, qui n'est pas abouché avec le cœcum.

Quant au cœcum, il a chez notre sujet, comme tout le gros intestin, un volume très réduit, même dans les portions où celui-ci est le moins distendu.

Le cœcum est appliqué à la face antérieure du rein droit, au devant du hile de cet organe, et se continue en haut avec le côlon transverse ; en bas il est pourvu de deux appendices formant avec lui un T. Des deux branches du T, l'une, dirigée en haut, est placée au devant du pôle supérieur du rein droit et paraît être l'appendice iléo-cœcal vrai ; l'autre, plus grosse, dirigée vers la gauche et contournée en S, paraît n'être qu'une portion de l'iléon.

Quant au côlon descendant, sa disposition est aussi anormale, parce que l'S iliaque, au lieu d'être placée dans la fosse iliaque gauche, est venue adhérer par son sommet à l'anse, située au devant du pôle inférieur du rein droit ainsi qu'il a déjà été dit plus haut. Elle est venue se couder en ce point et s'y fusionner avec toute la masse grêle en volvulus. Sur son sommet, on trouve une petite masse qui lui adhère fortement. Elle a le volume d'une noisette et paraît un peu ramollie au centre.

L'examen histologique a montré que cette masse n'était qu'une portion de l'S iliaque, séparée par étranglement du reste de celle-ci.

L'exploration du rectum au moyen d'une sonde a montré qu'il est normalement conformé.

Il existe d'autre part, dans le mésentère, comme le montrent les figures, des ganglions nombreux et très augmentés de volume.

M. Pinoy, du laboratoire de M. le professeur Cornil, a eu l'obligeance de prélever des parcelles des ganglions mésentériques et un morceau du foie pour en pratiquer l'examen microscopique.

M. Cornil a bien voulu donner son avis sur les coupes préparées par M. Pinoy.

Cet examen permet de voir que les ganglions mésentériques quoique enflammés, sont bien reconnaissables à leur sinus lympathique périphérique et à leurs follicules. Leurs capillaires sanguins sont dilatés et gorgés de sang. Certains de ces capillaires, dont l'endothélium est tuméfié, avec des cellules endothéliales relevées et proéminant dans l'intérieur des vaisseaux, sont entourés d'une zone épaisse de lymphocytes. Dans le sang que contiennent ces capillaires, plus rarement dans les cellules endothéliales de leur paroi, il existe quelques bacilles de Koch.

Dans une partie de l'intestin en volvulus au-dessous de la couche musculaire, dans du tissu conjonctif lâche, on trouve quelques cellules géantes.

Ces cellules sont isolées ; autour d'elles, il n'y a aucune apparence de réaction inflammatoire. On trouve dans un capillaire voisin un bacille de Koch très net.

Le foie, dont nous avons vu le volume très augmenté, a subi la dégénérescence graisseuse, facile à voir à l'examen microscopique.

OBSERVATION XXV

(P. Mauclaire. — *Bull. et Mém. de la Soc. anatom. Décemb. 1900*, p. 1031.)

Atrophie de la terminaison de l'intestin grêle et de tout le gros intestin ; abouchement du cul-de-sac grêle dilaté dans la cavité anale après perforation du cul-de-sac prérectal ; exclusion anale du conduit atrophié.

Une petite fille, âgée de 4 jours, fut conduite à l'hôpital des Enfants-Malades avec tous les signes d'une occlusion intestinale. Elle vomissait son méconium en grande abondance. Aucune matière ne sortait par l'anus ; au toucher rectal, on remontait très haut sans sentir d'obstacle à proprement parler ; mais on avait plutôt la sensation de repousser quelque chose devant le doigt, sans entrer profondément dans un conduit normalement dilaté. Le ventre était très ballonné, par la dilatation apparemment plus marquée des anses intestinales au niveau du gros intestin ; la dilatation est plutôt ombilicale. Pas d'autres malformations sur le corps.

Cet examen étant fait, le diagnostic précis du siège de l'occlusion intestinale congénitale était difficile à préciser. Quoique le gros intestin ne fasse pas une saillie très nette, nous pensons plutôt à une imperforation portant sur la terminaison de l'S iliaque.

Dans le doute, nous préférons faire la laparotomie, car si la large incision inguinale gauche permet d'établir un anus contre nature et d'explorer le pelvis et son contenu, par contre, tout le reste de l'intestin est difficilement explorable.

L'opération est pratiquée immédiatement avec l'aide de M. Galaud, interne de garde.

Le ventre ouvert, nous tombons sur des anses grêles très dilatées et au milieu d'elles se trouve un petit conduit représentant la terminaison de l'intestin grêle, et le gros intestin en place normale.

Ce conduit est régulièrement large d'un demi-centimètre sur toute sa longueur, et au niveau du grêle et au niveau du cœcum et de tout le reste du gros intestin. C'est sa terminaison dans la cavité anale normale que l'on repoussait avec le doigt. L'intestin grêle se terminait en cul-de-sac très dilaté. Deux centimètres plus loin, sur le mésentère, naissait la continuation de l'intestin grêle par un tout petit cul-de-sac non dilaté. A ce niveau, il n'y avait aucune bride fibreuse ou autre anomalie pouvant expliquer la malformation.

Au lieu de faire un anus contre nature sur l'intestin grêle, nous abaissons assez facilement l'extrémité intestinale dilatée et nous l'abouchons dans la cavité anale après avoir perforé le cul-de-sac péritonéal prérectal, de sorte que dans la cavité anale, nouveau cloaque, débouchaient et l'intestin grêle abaissé et le gros intestin en véritable état d'exclusion. Après suture, le grêle est ouvert et le contenu intestinal s'écoule en grande abondance.

Malheureusement, l'enfant ne survécut que douze heures après cette intervention. Voici les pièces, tout le conduit atrophié est perméable.

OBSERVATION XXVI

(BROCA et SAVARIAUD. — Rapportée dans la *Thèse de Ecoffet*, Paris, 1900, p. 40.)

Obstruction intestinale portant sur l'intestin grêle.

Elle se rapporte à un enfant né le 18 août à 5 heures du matin à l'Hôtel-Dieu annexe, dans le service de M. Lepage. L'enfant est du sexe masculin. L'enfant ne rend pas de méconium dans les premiers jours qui suivent la naissance.

Le toucher rectal ne relève aucun obstacle et amène un peu de méconium.

Le 21 au matin, l'enfant est pris de vomissements fécaloïdes, à 9 heures, nouveaux vomissements jaunâtres ; le ventre est ballonné.

L'enfant est envoyé à l'hôpital Trousseau.

Le ballonnement est généralisé à tout l'abdomen, la sonorité est également étendue. Aussi haut que mène le toucher rectal, on ne sent aucun obstacle.

L'opération est faite le 21 août 1896, à deux heures de l'après-midi, par M. Broca aidé de M. Savariaud.

Laparotomie médiane, incision sous-ombilicale. A l'incision de la séreuse, il s'écoule un peu de liquide ascitique clair. (On en aspire quelques grammes dans une pipette stérilisée pour en faire l'examen bactériologique.)

L'intestin grêle est dilaté, vascularisé, mais il n'y a pas de fausses membranes. Le doigt introduit dans la profondeur sent quelque chose de dur qui est attiré au dehors, et qui n'est autre chose que la portion terminale de l'iléon. Cette portion, grosse comme un manche de porte-plume (5 à 6 millimètres) est bosselée et très dure. Elle se continue avec la portion dilatée progressivement et par une diminution insensible du calibre. M. Broca essaie vainement de faire passer le contenu de l'anse dilatée dans la portion rétrécie. Il fait alors un anus contre nature portant sur un point où la séreuse intestinale est déchirée. De l'anus s'écoule du sang noir et des bulles d'air. (Ce sang est aspiré dans une pipette).

Nota. — En plusieurs endroits, la tunique séreuse de l'intestin est déchirée ; le mésentère a été également perforé accidentellement, mais la déchirure est bien insignifiante.

Après l'opération, l'enfant est mis dans le chauffoir à linge et se rétablit bien du chloroforme.

Mort le 22 à 5 heures du matin.

Autopsie. — L'anus artificiel n'a pas fonctionné. La plaie est décousue et agrandie et l'abdomen incisé crucialement. Il y a un peu de sérosité sanguinolente dans le péritoine. Une anse d'intestin grêle extrêmement dilatée par les gaz (5 à 6 centimètres de diamètre), se voit au niveau de l'ombilic. Les autres anses sont beaucoup moins dilatées.

Les viscères sont d'abord enlevés en bloc et on examine leurs rapports.

Immédiatement au-dessous de l'estomac, l'intestin est dilaté (2 centimètres de diamètre). La dilatation augmente progressivement jusqu'au milieu de l'intestin où se trouve l'anse qui est dilatée, à 30 centimètres au-dessous de l'anus artificiel. Le calibre diminue progressivement et se trouve réduit à 6 ou 8 millimètres sur toute la fin de l'iléon dans une étendue de 50 centimètres environ.

Le gros intestin est encore plus réduit (5 millimètres) ; le cœcum n'est pas descendu et se trouve au niveau du rein droit. Tout le gros intestin offre le même aspect, c'est-à-dire que jusqu'à sa terminaison, il est moniliforme. La portion anale a son calibre normal. Dans le fond du cul-de-sac de Douglas, on trouve une petite perforation à bords ecchymotiques, qui, très probablement, a été le résultat des manœuvres de cathétérisme faites pendant la vie. D'ailleurs malgré la perforation, il n'y a sur le péritoine aucune trace de péritonite.

Contenu. — Au-dessous de l'anus, les matières augmentent de consistance et finissent par prendre celle du mastic. Il est impossible de les faire cheminer par la pression ; c'est à peine si elles se laissent déprimer, et l'intestin en est littéralement bourré. Ces matières disparaissent juste au niveau de la valvule iléo-cœcale qui n'admet le passage que d'une sonde cannelée.

Le gros intestin contient une sorte de matière sébacée, non colorée par la bile et peu visqueuse...

D'ailleurs il est relativement vide.

L'intestin est alors mis dans un bocal où il reste trois jours.

Au bout de ce temps, le contenu de l'intestin est assez ramolli pour qu'on puisse le faire cheminer par la pression dans toute son étendue.

Nulle part, on ne constate de point d'arrêt des matières. L'intestin est alors dévidé et incisé depuis le pylore jusqu'à l'anus.

Partout, il a un aspect normal et nulle part on ne trouve de valvule ni de rétrécissement brusque du calibre.

Le foie, la vésicule, l'estomac, les poumons, le cœur, les reins, la vessie sont bien conformés.

Le contenu des deux pipettes, ensemencé par Frenkel, est resté stérile.

OBSERVATION XXVII

(Sick. — *Biol. Abtheil. des ærztlichen Vereins Hamburg.* Compte rendu dans *Münch. medic. Wochenschr.*, 30 janvier 1900, n° 5, page 170.)

Fall von Verchluss des Ileums.

Il s'agit d'un enfant nouveau-né qui vomissait des quantités abondantes de masses verdâtres. Le ventre était ballonné. Une sonde introduite par l'anus pénétrait haut dans le rectum. De l'anus sortait une faible quantité de matière liquide incolore et visqueuse. Laparotomie ; impossibilité de trouver le gros intestin ; en conséquence, établissement d'un anus artificiel sur l'intestin grêle fortement dilaté. Mort. A l'autopsie on ne constata sur le parcours de l'intestin aucune lésion de voisinage, en particulier aucune bride ou formation analogue. L'iléon fortement distendu se terminait à un point donné en cul-de-sac et à partir de ce point, le reste de l'intestin se présentait — sans qu'il y eût d'ailleurs solution de continuité — comme un cordon étroit du volume d'une plume d'oie. Le gros intestin était également étroit, nullement dilaté, avec des parois d'ailleurs normales et une lumière parfaitement perméable d'un bout à l'autre et admettant comme aussi celle de l'intestin grêle, le passage d'une fine sonde. Si l'intestin, ajoute Sick, est resté aussi étroit en aval de l'atrésie, et semblable à un cordon, c'est que, en dehors des maigres produits de sa sécrétion propre il n'a reçu aucun produit d'élimination des segments du tube digestif plus haut situés, ni aucun afflux de bile seuls capables d'amener sa dilatation.

OBSERVATION XXVIII

Simmonds, au cours de la discussion qui suivit la communication de Sick (*loc. cit.*), a rapporté deux observations personnelles d'oblitération congénitale de l'intestin grêle. Dans l'une de ces observations — la seule qui nous intéresse — l'enfant avait dès sa naissance présenté des signes d'occlusion intestinale. La laparotomie fut pratiquée. Elle montra qu'il existait une forte dilatation du jejunum occasionnée par une atrésie portant au point de continuation du jejunum avec l'ileon, ce dernier était très ratatiné tandis qu'au contraire le gros intestin présentait à peu près le volume d'un doigt. On fit une anastomose entre l'iléon et le côlon. Malgré cela les symptômes d'occlusion persistèrent et l'enfant succomba. A l'autopsie on s'aperçut qu'il existait outre la première atrésie portant sur l'intestin grêle une deuxième atrésie portant sur l'S iliaque.

OBSERVATION XXIX

(Martens. — *Deut. zeitschr. f. Chir.*, 1900, Bd. LVII, p. 1.)

Zur Kenntniss der Darmverschliessungen und —Verengerungen.

Il s'agit d'un enfant du sexe masculin âgé de six jours né avant terme, au neuvième mois de la grossesse (se souvenir que les Allemands comptent par mois lunaires) et qui depuis sa naissance et malgré tous les lavements, n'avait jamais rendu de méconium par l'anus. L'enfant était d'ailleurs bien conformé, mais extraordinairement amaigri et misérable, avec un teint subictérique et un ventre légèrement ballonné. Depuis 24 heures étaient apparus des vomissements jaunes-bruns, semi-liquides, d'odeur écœurante ; ces vomissements se répétaient de façon ininterrompue.

Il existait un anus dans lequel on pouvait introduire une sonde jusqu'à une grande profondeur. Il n'y avait pas trace de hernie nulle part. Il ne pouvait donc s'agir que d'une occlusion intestinale de cause interne. Etant donné l'état lamentable de l'enfant, on se demanda un moment si l'on devait intervenir, mais comme l'abstention vouait infailliblement le petit être à la mort, nous nous décidâmes à l'opérer. Après ouverture de l'abdomen (sous anesthésie chloroformique légère), nous pensâmes d'abord que nous avions affaire à une hernie retropéritonéale, tout l'intestin se montrant recouvert par une mince membrane transparente. Mais nous pûmes presque aussitôt nous convaincre qu'il s'agissait tout simplement d'adhérences très larges unissant les anses intestinales entre elles. La libération de ses adhérences fut assez pénible et provoqua de légères hémorrhagies. Presque tout l'intestin grêle était assez fortement distendu et présentait de nombreux tours de spire surtout vers son extrémité terminale. Il ne pouvait être question de pratiquer la détorsion de l'intestin en libérant toutes les adhérences ; il fallait faire vite et aller de suite à la recherche de l'obstacle, d'autant plus que les hémorrhagies dont je viens de parler avaient encore affaibli l'enfant. Le gros intestin était affaissé. A environ 15 centimètres en amont de la valvule de Bauhin, l'intestin grêle se terminait brusquement en cul-de-sac ; à partir de ce point, il n'y avait plus, sur une étendue de 2 centimètres, que le bord libre du mésentère, lequel bord libre présentait cependant un léger épaississement sous forme de cordon. Puis l'intestin grêle reprenait sous forme d'un nouveau cul-de-sac à la suite duquel s'allongeait jusqu'à la valvule de Bauhin, un segment intestinal long de 13 centimètres, à paroi très mince et très ratatinée. Sur les adhérences qui entouraient tout cette portion d'intestin en apparence oblitérée, on notait de petits points opaques, jaunâtres, du volume d'une petite tête d'épingle et ayant l'aspect de taches de dégénérescence graisseuse.

Que faire en cette occurence ? La conduite la plus logique, sans aucun doute, eût été d'établir une anastomose entre l'intestin grêle dilaté et la partie initiale du gros intestin. Mais nous pensâmes que le misérable petit malade ne pourrait pas supporter cette opération qui menaçait ici d'être particulièrement longue à cause de la petitesse des parties ; d'autre part, nous ne possédions pas de bouton de Murphy assez petit pour être utilisé dans ce cas. Nous nous décidâmes donc à établir un anus contre nature, et ce d'autant plus volontiers que l'oblitération siégeait vers la fin de l'intestin grêle. Donc après avoir réséqué les deux culs-de-sac et le cordon intermédiaire, nous abouchâmes les deux bouts de l'intestin grêle en canon de fusil dans l'intérieur de la plaie abdominale. Aussitôt il s'écoula du bout supérieur des petites quantités de méconium ; il faut ajouter que, dans le bout inférieur, nous vîmes également une petite crotte de méconium très concret de coloration vert noirâtre.

L'opération avait duré en tout 30 minutes. L'état de l'enfant sembla se relever, les vomissements s'arrêtèrent, mais le soir le petit opéré alla s'affaiblissant de plus en plus et finalement il succomba.

L'autopsie ne révéla pas d'autres lésions que nous n'avions déjà constatées au cours de l'opération. A noter, en passant, que les parents n'accusaient aucune trace de syphilis.

De l'examen microscopique nous ne retiendrons que ce qui concerne le cordon intermédiaire aux deux bouts de l'intestin grêle terminés en cul-de-sac. Ce cordon, qui semblait plein à l'œil nu, se montra parfaitement perméable, sa lumière étant d'ailleurs en continuité directe avec celle des bouts supérieur et inférieur de l'intestin. Ce cordon n'était autre qu'un segment intestinal atrophié parfaitement reconnaissable à sa muqueuse, à ses deux couches musculaires, à sa séreuse et à son mésentère.

En somme, il s'agissait, dans ce cas, d'une atrésie congénitale de l'intestin grêle coïncidant avec une péritonite chronique adhésive également congénitale.

OBSERVATION XXX

(Laméris. — *Nederl. Tijdschr. voor Geneeskunde*, 1900. Dœl II, n° 9, anal. in Braun, *loc. cit.*, p. 107.)

Congenitale Atresie von den dunnen Darm.

M..., âgé de 1 jour, né probablement avant terme, vomit continuellement du méconium ; n'a pas encore eu de selle. Le bout du cordon ombilical resté adhérent au fœtus est lié à 1 centimètre de l'ombilic ; à 5 centimètres de là, il présente un renflement. Dans l'idée qu'il s'agit probablement d'une hernie étranglée dans le cordon ombilical, on fait la laparotomie (novembre 1899). On trouve effectivement un conduit omphalo-mésentérique resté perméable qu'on sectionne entre deux ligatures, puis le ventre est fermé par une suture à trois étages. Mort 24 heures après.

L'autopsie montra qu'il existait une atrésie de l'iléon au voisinage du cœcum à environ 3 centimètres ; à partir de ce point le calibre de l'intestin ne dépassait pas 3 millimètres 5. Le diamètre du côlon atteignant également 4 millimètres au plus ; la longueur de l'intestin grêle jusqu'au point rétréci était de 71 centimètres ; celle du gros intestin 28 centimètres.

OBSERVATION XXXI

(S. Lilienfeld. — *Deutsch Zeitschr. f. Chir.*, 1902, T. LXII, p. 617.)

Zur Casuistik der angeborenen Missbildungen des Dunndarms.

Le 13 avril 1901, dans l'après-midi, on nous apporta dans notre service chirurgical de l'hôpital « Allerheiligen » de Breslau une petite fille née la veille à 6 heures du matin, et sur laquelle on nous donna les renseignements suivants. L'enfant, le troisième d'une famille d'ailleurs bien portante, était née environ 14 jours avant terme. Au dire de la mère, jamais on n'aurait noté de malformation quelconque dans sa famille à elle, ni dans celle de son mari. Sa dernière grossesse avait évolué sans présenter la moindre particularité intéressante ; elle n'avait jamais fait de fausse couche, ni présenté non plus d'ailleurs que son mari de signes de syphilis.

Peu après sa naissance, l'enfant commença à vomir des matières noir-verdâtres ; depuis les vomissements se continuèrent à courts intervalles, jusqu'au moment de l'entrée à l'hôpital. A aucun moment, l'anus ne donna issue au méconium. Quant au lait pris par l'enfant, il était rejeté aussitôt après avoir été absorbé. C'est en voyant l'état de cette enfant s'aggraver d'heure en heure, que le médecin songea à une « occlusion intestinale » et se décida à envoyer la petite malade à l'hôpital.

L'enfant, de complexion chétive, mesurait 45 centimètres et pesait 2,490 grammes. L'examen extérieur ne révéla pas la moindre trace de malformation ; les orifices naturels étaient perméables et, en particulier par l'anus, une sonde pénétrait profondément dans le rectum. L'abdomen était fortement distendu ; les veines de la paroi, très dilatées, dessinaient la classique tête de Méduse. La percussion de l'abdomen ne donnait pas le moindre renseignement qui permît de préciser le diagnostic. Il n'y avait pas trace de hernie. En conséquence, dans l'impossibilité où l'on était de mettre sur le compte d'une imperforation anale ou d'un étranglement herniaire les signes d'occlusion intestinale présentés par l'enfant, on fut obligé de songer à l'existence d'un obstacle intra-abdominal au cours des matières.

Comme la cause la plus fréquente de l'occlusion intestinale chez les enfants est constituée par l'invagination et que celle-ci siège de préférence à l'union de l'iléon et du cœcum, on pensa à ce facteur étiologique dans le cas actuel, et la conduite opératoire fut dirigée dans ce sens, c'est-à-dire qu'on fit une laparotomie latérale au niveau de la fosse iliaque droite. Cette incision latérale avait d'ailleurs l'avantage de se trouver plus à l'abri d'une infection par la plaie ombilicale encore ouverte. Je répète d'ailleurs que ce diagnostic d'invagination intestinale n'était qu'hypothétique, car il n'existait aucun signe physique qui pût le justifier : il n'y avait aucune matité anormale dans la région cœcale et il n'était pas sorti la moindre goutte de sang par l'anus.

L'opération fut faite sur le champ, en raison des vomissements fécaloïdes continus présentés par l'enfant et qui constituaient une indication pressante, vitale.

Dans le flanc droit, on pratiqua une incision de 7 centimètres de long, incision commençant à 4 centimètres au-dessous du rebord costal, et s'étendant obliquement en bas et en dedans jusqu'à la ligne médiane. Le péritoine ouvert, on aperçut occupant la place et suivant la direction généralement prise par le côlon ascendant, un cordon ayant à peu près le volume d'un crayon, de consistance ferme, recouvert de péritoine, et auquel adhéraient, dans le sens de la longueur, de petites lamelles péritonéales dont la largeur maxima atteignait 12 millimètres. Nous fûmes d'abord enclins à considérer ces lamelles comme un petit mésentère. En poursuivant le trajet du cordon quelques centimètres plus haut, nous nous aperçûmes qu'il se terminait en cul-de-sac, ce qui nous fit croire d'abord que nous étions en présence d'un appendice notablement développé, mais nous dûmes bien renoncer à cette hypothèse en suivant le trajet de ce cordon dans le sens opposé, c'est-à-dire dans le sens que nous sûmes bientôt être le périphérique. Nous vîmes, en effet, alors que ce cordon se continuait insensiblement avec un segment d'intestin grêle de même volume et de même consistance et présentant un mésentère parfaitement constitué ; 3 centimètres plus loin, cet intestin débouchait dans le cœcum, lequel présentait un appendice normal et ayant le volume habituel de l'appendice de nouveau-né. Le cœcum se continuait d'ailleurs normalement avec le côlon ascendant. Nous cherchâmes alors à nous renseigner sur la situation du bout supérieur central de l'intestin, qui nous apparaissait ainsi divisé dans sa continuité. Une exploration plus complète de l'abdomen nous fit découvrir sous le lobe gauche du foie une anse intestinale également terminée en cul-de-sac, privée de mésentère, fortement dilatée, et ayant à peu près le diamètre du pouce ; cette anse, comme nous pûmes encore nous en convaincre en suivant son trajet, se continuait plus haut avec un segment intestinal également dilaté mais pourvu d'un mésentère bien constitué ; on pouvait suivre ce segment intestinal jusqu'à l'angle jéjuno-duodénal.

Dès lors, nous pouvions nous expliquer le mystère. Il s'agissait d'une solution de continuité complète de l'intestin grêle siégeant à environ 75 centimètres au-dessous de l'angle jéjuno-duodénal avec oblitération complète et éloignement très net des deux bouts. Le bout central se trouvait fortement dilaté par suite de l'accumulation du méconium ; le bout périphérique, au contraire, était très réduit de calibre, car il ne contenait que quelques rares amas de cellules épithéliales, desquamées et de mucus intestinal concret.

Quelle était la conduite thérapeutique à tenir dans ce cas ? Ce qu'il fallait faire avant tout, c'était de donner issue au méconium retenu dans le bout supérieur. La méthode la plus logique, parce qu'elle eût rendu aux matières leur cours normal, c'était la résection intestinale suivie de la réunion bout à bout des deux segments intestinaux ; mais cette réunion était impossible à cause de la trop grande différence de calibre des segments. Dans ces conditions, nous nous décidâmes à faire un anus contre nature.

Donc, après avoir réséqué du bout supérieur toute la portion privée de mésentère, soit 6 centimètres, nous l'attirâmes dans l'angle supérieur de la plaie iliaque et l'y suturâmes comme on fait pour l'anus contre nature. Auparavant, nous avions également réséqué du bout inférieur toute la portion privée de mésentère, soit environ 40 centimètres, puis exclu ce bout par la suture de la tranche de section. Cette résection des portions non pourvues de mésentère, nous avait été inspirée par la crainte d'une gangrène ultérieure. Cette résection, malgré sa longueur, n'avait d'ailleurs aucun inconvénient quant au bout inférieur, puisque ce bout était destiné à rester à jamais exclu de la digestion.

L'opération faite sans aucune anesthésie, avait duré 1 heure. L'enfant, maintenu après l'opération à une température constante de 40°, ne voulut prendre aucune nourriture, continua à vomir à intervalles irréguliers, et finalement succomba 14 heures après, sans que de nouveaux symptômes fussent apparus. En enlevant le pansement, on s'aperçut qu'il n'était pas sorti de l'anus artificiel la moindre parcelle de méconium, chose qui n'a rien d'étonnant, la puissance péristaltique de l'intestin n'ayant pas eu le temps de se développer dans un organe aussi considérablement dilaté.

L'autopsie ne révéla pas d'autres malformations tant du côté de l'intestin que des autres organes ; on ne découvrit d'ailleurs aucune autre lésion qui pût expliquer la pathogénie de l'affection actuelle. L'examen microscopique de l'intestin montra qu'il était parfaitement constitué.

OBSERVATION XXXII

(H. Braun. — *Beitræge zur Klinischen Chirurgie*, 1902. Bd. *XXXIV*, p. 993, avec 3 Fig. et 1 Planche.)

Ueber den angeborenen Verschluss des Dünndarms und seine operative Behandlung.

Hermann S... de Gœttingen, né le 30 novembre 1901. L'enfant, bien développé et vigoureux et qui ne présentait extérieurement aucune anomalie prit énergiquement le sein le jour de sa naissance, mais le lendemain il tétait déjà avec moins d'entrain et dès ce même jour on put remarquer que peu après chaque tétée l'enfant vomissait le lait qu'il venait de prendre, tandis que par l'anus il n'évacuait que de petites quantités de mucosités incolores. Les mêmes symptômes persistant encore au 3e jour, on fit venir un médecin qui, après avoir vainement essayé d'obtenir une selle à l'aide de purgations et de lavements, nous envoya l'enfant à la clinique le 6 décembre 1901.

Au moment de son entrée, cet enfant se trouvait déjà dans un état excessivement précaire ; il vomissait constamment des matières fortement colorées par la bile et sentant légèrement mauvais. A l'aide d'une sonde souple introduite dans l'anus on pouvait pénétrer très facilement de 5 centimètres environ dans le rectum qui était d'ailleurs absolument vide. L'abdomen était fortement distendu, tympanique ; la paroi était lisse et luisante. Le cordon était déjà tombé. Nulle part, dans le ventre, on ne sentait de tumeur solide.

Comme pendant les cris et les efforts de l'enfant, le doigt, introduit dans l'anus, percevait la poussée d'une paroi intestinale distendue par des matières, je pensai à l'existence d'une oblitération rectale haut située et, en conséquence, je fis en arrière, sur la ligne médiane, une incision allongée, partant de l'anus et se dirigeant vers en haut, mais manquant de données précises sur la situation du segment d'intestin que je cherchais, je dus bientôt renoncer à cette recherche. Toujours cependant avec l'idée qu'il s'agissait d'une oblitération haute du rectum, je fis alors une petite incision au-dessus de l'arcade de Fallope gauche, mais je ne trouvai là que des anses grêles et un gros intestin absolument rétractés et ne dépassant pas le volume d'un crayon de petit calibre. Dans ces conditions je me décidai à chercher, par une nouvelle incision faite au-dessus de l'arcade de Fallope droite, une anse grêle distendue afin d'y pratiquer un anus artificiel. Mais de ce côté encore je ne trouvai tout d'abord que le cœcum et la portion terminale de l'intestin grêle fortement rétractés ; cependant je finis par découvrir dans la profondeur une anse grêle très distendue, mais qu'il me fut impossible d'amener au contact de l'incision latérale à laquelle je voulais la suturer. Je dus donc faire une nouvelle incision sur la ligne blanche ; je pus alors amener au dehors l'anse distendue (elle avait environ 2 centimètres de diamètre) et remarquer qu'elle se terminait en cul-de-sac. A 2 centimètres au-dessous, également terminé en cul-de-sac, et réuni au bout supérieur par un cordon de consistance solide, se trouvait le bout inférieur, dont le calibre, très irrégulier, se trouvait cependant considérablement réduit, mais n'atteignait en moyenne que le volume d'un crayon ; la lumière de ce bout inférieur était à peine perméable, oblitérée qu'elle était presque complètement par des replis de la muqueuse. Les deux bouts de l'intestin possédaient un mésentère bien développé et c'est le bord libre de ce mésentère qui, se continuant d'un segment intestinal à l'autre, constituait le cordon solide dont nous venons de parler.

Pour remédier à cette oblitération de l'intestin grêle, je pensai à faire une entéro-anastomose.

Après avoir bien exprimé excentriquement les deux bouts de l'intestin et empêché le retour de leur contenu à l'aide de deux pinces de Gussenbauer, je choisis un point du bout inférieur, situé à environ 3 centimètres au-dessous du siège de l'oblitération et je le mis en contact (en canon de fusil) avec la portion inférieure du bout supérieur à laquelle je le fixai par un surget à la soie.

J'ouvris ensuite les deux bouts d'intestin vis-à-vis l'un de l'autre et je pus constater à ce moment que si le bout supérieur était distendu par le méconium, le bout inférieur ne contenait que de faibles quantités d'une matière blanchâtre, formée de mucosités friables. Commençant alors par les lèvres postérieures des incisions que je réunis par un surjet embrassant toute l'épaisseur de ces lèvres, je continuai et terminai l'entéro-anastomose par deux nouvelles rangées de sutures continues placées sur les lèvres antérieures. Enlevant alors les pinces de Gussenbauer, j'essayai, mais en vain, par expression du bout supérieur, de faire passer le méconium dans le bout inférieur. Je fis alors une deuxième antéro-anastomose un peu plus haut, mais sans plus de succès : le bout inférieur, l'opération une fois terminée, se montra aussi aplati qu'il l'était avant l'intervention et notamment au niveau de l'abouchement intestinal où la lumière de l'intestin était presque réduite à O. Je refermai néanmoins le ventre avec l'espoir que les sutures, résistant bien, le méconium finirait, sous l'impulsion des contractions péristaltiques, par passsr peu à peu du bout supérieur dans l'inférieur.

Dans les heures qui suivirent, l'enfant sembla aller bien, criant à haute voix et prenant facilement le lait étendu d'eau qu'on lui donnait ; mais dans la nuit suivante il tomba dans le collapsus et mourut environ douze heures après l'opération. — L'autopsie montra qu'exception faite de l'atrésie intestinale, l'enfant était parfaitement bien développé et ne présentait aucune anomalie.

Le point atrésié siégeait à 10 centimètres au-dessous de la valvule de Bauhin. Dans le bout inférieur de l'intestin extraordinairement rétréci, il n'y avait pas trace de méconium, tandis qu'au contraire le bout supérieur était fortement distendu par le méconium : l'anastomose n'avait donc livré passage à aucune parcelle de matières ; les sutures avaient d'ailleurs parfaitement tenu. — Outre ces lésions, l'autopsie permit encore de constater des traces de péritonite fibrineuse, de néphrite parenchymateuse et d'hépatite.

L'examen microscopique minutieux des pièces, pratiqué ultérieurement, montre que la masse blanchâtre et friable qui occupait la portion tout à fait initiale du bout supérieur, était formée par un fragment d'intestin nécrosé long de un centimètre environ qui, en aucun point de sa surface, ne présentait aucun point d'adhérence avec la surface du cylindre intestinal enveloppant. Sans aucun doute il s'agissait dans ce cas d'une invagination intestinale devenue nécrotique. Il faut admettre que cette invagination s'était faite aux premiers stades de la vie intra-utérine et avait été aussi l'origine de l'atrésie intestinale. Il est, au contraire, tout-à-fait improbable qu'il y ait eu tout d'abord une atrésie intestinale, provoquée par l'une quelconque des causes qu'on invoque en pareil cas, et qu'il se soit fait ensuite une invagination secondaire de la portion atrésiée dans le bout inférieur.

OBSERVATION XXXIII

(S. Mercadé. — *Bull. de la Soc. de Pédiatrie de Paris*, 18 nov. 1902, p. 387.)

Rétrécissement congénital de la fin de l'iléon et de tout le gros intestin.

Le 10 septembre 1902, nous recevons dans le service du professeur Lannelongue un enfant de 4 jours qui nous est présenté avec le diagnostic d'imperforation du rectum.

L'enfant, premier-né d'une mère très bien portante, n'a pas d'antécédents familiaux pathologiques. Il est né à terme le 7 septembre à 8 heures du soir. Deux ou trois heures après la naissance il a pris quelques cuillerées d'eau sucrée qu'il a vomies. Le lendemain 8 septembre, l'enfant a eu encore des vomissements ; il prenait bien le sein, mais aussitôt après la tétée, il vomissait le lait coloré en jaune vert. Dans la soirée, comme il n'avait eu aucune selle, la sage-femme lui a donné quelques cuillerées de chicorée qu'il a vomies également.

Le 9 septembre, vomissements verdâtres. Comme on n'obtenait toujours pas de selle, on fait demander un médecin qui diagnostique : imperforation du rectum. Une consultation est proposée à la famille qui la refuse et l'enfant est envoyé à l'hôpital le 10 septembre au matin.

Quand nous le voyons, il présente une teinte jaune foncée très marquée. Il a des vomissements verdâtres répétés. Son pouls est inappréciable. Le ventre est ballonné, les anses intestinales très distendues. On constate une matité généralisée à tout l'abdomen. Le toucher rectal fait avec le cinquième doigt permet d'enfoncer les deux premières phalanges, mais on est arrêté dans un cul-de-sac au fond duquel on ne sent aucun orifice.

Le doigt n'a cependant la sensation ni de boudin fécal, ni de tumeur siégeant à ce niveau. Une sonde enfoncée par l'anus ne peut pénétrer à plus de 3 centim.

Nous pensons à une imperforation ou tout au moins à un rétrécissement du rectum, et nous faisons appeler M. Faure, chirurgien de garde.

M. Faure fit le toucher rectal sans pouvoir aller plus loin que le cul-de-sac que nous avions senti, et, devant la brèche qu'il aurait fallu faire pour arriver sur le rectum, se mit en demeure de faire un anus iliaque, quitte à faire ensuite un cathétérisme rétrograde.

Le petit malade est endormi au chloroforme et, pendant les trois quarts d'heure que dura l'anesthésie, il la supporta à merveille.

Dès l'incision de la paroi faite dans la fosse iliaque gauche, M. Faure alla à la recherche de l'S iliaque qui était vide et du calibre d'une plume d'oie. Les anses grêles, au contraire, apparaissaient distendues, rouge foncé, ecchymotiques. Par une incision médiane supplémentaire on fit l'éviscération totale qui permit de constater que la terminaison de l'iléon était plus fortement distendue encore que le reste de l'intestin grêle.

A ce niveau l'intestin semblait se terminer en cul-de-sac et au delà on ne trouvait qu'un cordon du volume d'une plume d'oie, long de 5 centim. environ allant se terminer dans le cœcum. Il existait donc un rétrécissement congénital de la fin de l'iléon.

M. Faure aboucha la dernière anse grêle distendue à la paroi constituant ainsi un anus artificiel.

La fin de l'iléon, fermée par une ligature, fut abandonnée dans le ventre. Dès l'ouverture de l'intestin, grande débâcle de méconium.

Après l'opération on fit une injection de 300 grammes de sérum sous la peau. Le malade avala quelques cuillerées de lait et son anus fonctionna très bien. Néanmoins il mourut le lendemain à 7 heures du soir.

L'autopsie faite le 13 au matin nous permit de constater les lésions suivantes :

Rien d'anormal du côté des organes thoraciques.

Aucune malformation des organes abdominaux en dehors du tube digestif.

C'est du côté de l'intestin que siègent les lésions.

Malgré l'anus artificiel, les anses grêles sont encore dilatées. Elles sont rouges, mais ne présentent aucune anomalie. L'estomac, le duodénum, le jéjunum et l'iléon ouverts sur toute leur étendue sont normalement constitués.

Cependant la fin de l'iléon sur une longueur de 4 centimètres à partir du point où avait porté la ligature est considérablement rétrécie.

Son calibre permet à peine l'introduction d'une sonde cannelée.

L'appendice est normal.

Mais en revanche tout le gros intestin présente un aspect caractéristique. Sa longueur et sa situation sont normales. Mais ses dimensions sont exiguës. Alors que chez le fœtus à terme la circonférence de l'intestin grêle étant de 10, celle du côlon est de 20, avec des variations suivant les cas, ces deux portions du tube digestif se présentent ici dans des rapports inverses. Cependant, à partir du côlon pelvien l'intestin semble augmenter de volume et, de fait, le rectum est normal. C'est ce qui nous avait permis de faire le toucher rectal.

Au niveau de la continuité du côlon pelvien avec le rectum existaient quelques brides qui, avec le changement de calibre de l'intestin, expliquaient l'erreur du diagnostic.

En outre, nous constatons sur toute l'étendue du gros intestin l'absence des bandes fibreuses caractéristiques. Au toucher il donne la sensation, par places, d'un cordon plein ; il est cependant perméable sur toute son étendue.

Nous remarquons également que les feuillets des mésocôlons

n'ont pas subi de phénomènes de coalescence et que les mésos persistent.

On observe enfin çà et là des appendices épiploïques, surtout sur le côlon descendant.

Nous avons donc affaire à un rétrécissement congénital de la fin de l'iléon et de tout le gros intestin.

OBSERVATION XXXIV

(Letoux. — *Rapport de Tuffier à la Soc. de Chir. de Paris*, 11 février 1903.)

Oblitération congénitale de l'intestin grêle.

Auguste L..., né à terme le 27 août 1901, mort le 3 septembre 1901.

Antécédents héréditaires. — Père et mère bien portants et bien constitués, ne présentant aucune espèce de malformation.

Un autre enfant vivant est bien constitué.

Auguste L... ne présente aucune malformation apparente.

Il est conduit à la consultation du service de chirurgie le 2 septembre au soir, c'est à dire sept jours après sa naissance. La personne qui le conduit raconte que depuis sa naissance l'enfant n'a pas eu de selle, n'a pas rendu son méconium. Le ventre est très ballonné, l'enfant vomit. Une sonde a été introduite dans l'anus sans résultat.

Je ne vois l'enfant que le 3 septembre, au moment où je reprends mon service, à la fin des vacances.

A ce moment je constate qu'il s'agit bien d'un enfant à terme, de taille moyenne, ne présentant aucune malformation apparente, mais cet enfant est en danger de mort ; en effet, le ventre est tendu à éclater ; les extrémités sont froides, la peau est marbrée, le pouls échappe à l'examen. Il n'y a pas une minute à perdre et j'interviens immédiatement, sans aucune espèce d'anesthésie, le pauvre petit ne sentira rien, ou du moins n'a plus la force de crier, de se plaindre.

Intervention. — Une incision périnéale allant du scrotum au coccyx coupe l'anus. Les bords sont repérés par des pinces à griffes et étalés. L'incision creuse en profondeur et continue d'inciser un anus d'apparence normale.

Rien dans la profondeur, et cependant quand l'enfant fait des efforts, le périnée se bombe.

Le coccyx, puis une partie du sacrum sont réséqués, et les recherches portent surtout en arrière, sans succès d'ailleurs. Je continue de trouer un cul-de-sac anal qui se laisse étaler très largement et se continue sur un infundibulum perméable, laissant passer un stylet. Mais comme je suis à une profondeur de 5 centimètres et que le stylet ne ramène rien, je me décide à abandonner la voie périnéale. Un tampon de gaze aseptique comble la brèche et fait l'hémostase. L'enfant retourné, j'incise le ventre dans la fosse iliaque gauche, incision partant du bord externe du grand droit près de l'arcade et remontant en haut et en dehors. L'incision mesure environ 6 centimètres. La peau et les tissus sous-jacents sont infiltrés de sérosité. Les différentes couches sont très facilement mises en évidence, par le bistouri. Le péritoine apparaît noirâtre, présentant des adhérences ; il est incisé, un peu de méconium s'écoule. J'abandonne alors l'idée de rechercher l'ampoule. Le péritoine est repéré ; au-dessous de lui, j'incise une seconde enveloppe ; c'est sans doute l'intestin ; une grande quantité de méconium mêlé de sang s'écoule, mais lentement ; je fixe à la paroi, par quatre fils, les lèvres de cette enveloppe incisée, un drain du volume d'une sonde Nélaton n° 16 pénètre facilement, vers le haut, jusqu'à une profondeur de 5 centimètres ; je le laisse à demeure. Pansement aseptique après lavages à l'eau bouillie. L'enfant meurt trois heures après.

Autopsie. — M. Dorsot, médecin de marine, veut bien se charger de l'autopsie.

Il pratique d'abord une incision au niveau de l'anus iliaque. La dissection de la paroi est très difficile, à cause des nombreuses adhérences.

Il constate que je n'ai pas ouvert l'intestin et que mon drain s'est égaré derrière le grand épiploon, dans une cavité remplie de méconium. En arrière, l'intestin grêle forme une masse noirâtre. Les anses sont agglutinées les unes aux autres et baignent dans le méconium dont elles sont d'ailleurs remplies. En un point cet intestin grêle présente une perforation grande comme l'ongle du petit doigt. Les bords de cette perforation sont de couleur jaune pâle, ce qui tranche bien sur la couleur noire du reste de l'intestin.

L'estomac est détaché au niveau du cardia ; et toute la masse de l'intestin grêle étant, après dissection basculée, en avant, on aperçoit un cordon blanchâtre plus petit qu'une plume d'oie et qui s'étend de l'infundibulum anal jusqu'à la terminaison de l'intestin grêle, en contournant la masse formée par l'intestin grêle, derrière laquelle il passe.

Ce cordon représente le gros intestin et la partie terminale de l'intestin grêle ; le gros intestin se termine par une ampoule (ampoule rectale).

Son volume qui, à l'origine, est très peu considérable, atteint vers le cœcum les dimensions d'une plume d'oie.

D'un bout à l'autre on peut constater la présence d'un canal très étroit, mais perméable. Les parois sont épaisses et résistantes. Je ne trouve pas de méconium dans cette portion de l'intestin.

La longueur de cet intestin rétréci est de 41 centimètres.

Le cœcum est gros comme un haricot, il est vide et son appendice moins gros qu'une plume d'oie mesure 4 centimètres.

L'intestin grêle est rétréci sur une longueur de 6 centimètres, il est vide. Plus haut il reprend ses dimensions, — mais à 6 centimètres du cœcum on voit très nettement une collerette péritonéale ; cette collerette présente un très petit orifice au travers duquel passe l'intestin ; c'est bien le point où est arrêté le passage du méconium. Il y a là un étranglement. Au-dessous l'intestin est vide. Il n'est pas seulement vide, il est très certainement modifié.

INDEX BIBLIOGRAPHIQUE

1. Ducros. — Imperforations et rétrécissements congénitaux de l'intestin grêle (*Thèse de Paris*, avril 1895).
2. Ecoffet. — Occlusion intestinale congénitale chez le nouveau-né (*Thèse de Paris*, mars 1900).
3. Theremin. — Ueber Kongenitale Occlusionen des Dunndarms (*Deut. Zeitsch. f. Chir.*, 1877, bd VIII, S. 34).
4. Schlegel. — Zur Kasuistik des angeborenen Darmsverschlusses und der foetalen Peritonitis (*Dissertation*, Bern, 1891).
5. Braun. — Ueber den angeborenen Verschluss des Dunndarms und seine operative Behandlung (*Beitr. zur Klin. Chir.*, 1902, t. XXXIV. S. 993).
6. Tuffier. — Oblitération congénitale de l'intestin grêle. (*Bull. et Mém. de la Soc. de chir. de Paris*, 11 février 1903).
7. Laborde. — Imperforations multiples de l'intestin grêle, etc... (*Gazette médic. de Paris*, 1861, t. XVI, p. 578).
8. Sutton. — Imperforate ileum (*The americ. journ. of the medic. Sciences*, 1889, vol. LXXXXVIII, p. 457).
9. Craig. — Case of occlusion, of the small intestine in a newborne child (*Edinbg. med. Journ.*, 1881, août).
10. Blot. — Anomalie du péritoine et oblitération complète du tube digestif au niveau de la dernière moitié de l'iléon (*Bull. de la Soc. anat. de Paris*, 1849, p. 120).
11. Guersant. — Imperforation congénitale de l'intestin (*Bull. génér. de Thérap.*, Paris 1865, p. 25).

12. Osiander. — Neue Denkwuerdigkeiten (Gœttingen, 1797, t. I, p. 179).

13. Krœnlein. — Die von Langenbeck'sche Klinik und Poliklinik zu Berlin während der Zeit vom t. V, 1875 *bis* 31, VII, 1876 (*Arch. f. Klin. Chir.*, 1877. Supplem. Heft zu Bd. XXI, S. 167).

14. Fiedler. — Fall von Atresie des Dunndarms (*Arch. f. Heilkunde*, 1864, Bd. V, S. 78).

15. Kuttner. — Ein Fall von Dünndarmatresie an einem Neugeborenem (*Arch. f. pathol. anat.*, 1872, Bd. XLII, S. 34).

16. Schottelius. — Zwei Fælle von Missbildung am Dünndarm (*Schriften der Gesellsch. zur Beforderung der gesammten Naturwissenschaften zu Marburg*, 1881, Bd XI, 7e Abtheil, S. 12).

17. Fischer. — Angeborene Verengerung des Darmes mit Incarceration durch Achsendrehung (*Deut. Zeitschr. f. Chir.*, 1891, Bd XXXI, S. 441).

18. Thorel. — Ein Fall von multiplen kongenitalen Atresien des Dunndarms (*Münch. medic. Wochenschr.*, 1899, n. 37, S. 1202).

19. Verneuil. — (*Bull. de la Soc. anat. de Paris*, 1858, p. 249.)

20. Simmonds. — (*Münch. medic. Wochenschr.*, 1900, n. 5, S. 170.)

21. Scheippel. — Fall von vielfachen Atresien des Dünndarms (*Arch. f. Heilkunde*, 1864, Bd. V, S. 83).

22. Depaul. — Oblitération de l'intestin grêle chez un enfant nouveau-né ; péritonite intra-utérine (*Gazette des Hôpitaux*, 24 oct. 1854).

23. Depaul. — Oblitération du canal intestinal chez un nouveau-né (*Gaz. des Hôpitaux*, n° 36, p. 150, 29 mars 1856).

24. Martens. — Zur Kenntniss der Darmverschliessungen und Darmverengungen (*Deut. Zeitschr. f. Chir.*, 1900, Bd. LVII, S. 1).

25. Busachi. — (*Arch. ital. di biol.*, décembre 1887.)

26. Cazin. — (*Thèse de Paris*, 1862.)

27. Kuttner (R.) — Patologisch anatomischer Beitrag zu den angeborenen Krankheiten des Darmkanals (*Journ. des chirurgie und Augenheilkunde von v. Walther u. v. Ammon*, 1846, Bd XXXV, S. 137).

28. Thore. — Rétrécissement et imperforation congénitale de l'intestin grêle dans le milieu de sa longueur (*Bull. de la Soc. anat. de Paris*, août, sept. 1842, p. 219).

29. Charrier. — Mémoire sur un cas de division congénitale du tube digestif (*Bull. de la Soc. anat. de Paris*, mai, 1858, p. 237).

30. Henoch. — Angeborene Obliteration des Dünndarms (*Charité-Annalen*, Berlin 1883, VIII, Jahrgang, S. 565).

31. Hecker. — Zur Frage über Kongenitale Darmocclusion (*St-Pétersb. medic. Wochenschr.* 1896, n° 45, S. 399).

32. Gærtner. — Multiple Atresien und Stenosen des Darms bei einem neugeborenen Knaben (*Jahrb. der Kinderheilk.* 1883, Bd. XX. S. 403).

33. Polaillon. — Oblitération congénitale de l'intestin grêle (*Bull. et Mém. de la Soc. de Chir. de Paris*, 26 juill. 1876, p. 589).

34. Davies-Colley. — Congenital occlusion of small intestine (*Transact. of the patholog. Soc. of London*, 1878, vol. XXIX, p. 115).

35. Lameris. — Congenitale Atresie van den dunnen Darm (*Nederl. Tijdschrift voor Geneeskunde* 1900. Deel. II n° 9).

36. Jacoby. — Ein Fall von Ileus bei einem Neugeborenen (*Berl. Klin. Wochenschr.* 1875, n° 4, S. 47).

37. Lilienfeld. — Zur Kasuistik der angeborenen Missbildungen des Dünndarms (*Deut. Zeitschr. f. chir.* 1902, T. LXII, p. 617).

38. Chiari. — Ueber eine intra-uterin entstandene und von Darmatresie gefolgte Intussusception des Ileums (*Prager medic. Woche.*, 1888, n° 37, S 399).

39. Schaefer. — Scission du canal intestinal en plusieurs portions par vice de conformation (*Journ. compl. des sciences méd.* 1825, vol. XXIV).

40. Voillemier. — Scission intestinale chez un nouveau-né. (*Gaz des hôpit. de Paris* 1846).

41. Voisin. — Sur une imperforation extraordinaire de l'anus.... avec absence du gros intestin (*Journ. génér. de Méd., de Chir., de Pharm., etc...*, T. XXI an XIII (1804), p. 353).

42. Cohen. — Atresie im Dünndarm eines neugeborenen Kindes und Fehlen des Intestini coli (*Medic. Zeitung,* Berlin, 1838, nº 39, S. 195).

43. Ahlfeld. — Zur Aetiologie der Darmdefekte und der Atresia ani (*Arch. f. Gynæk,* 1873, Bd. V. S. 130).

44. Fairland. — Congenital malformation of Bowel, Amussat operation (*The Britisch medic. Journ.* 1879, I, p. 851).

45. Wunsche. — Ein Fall von angeborenen Verschluss des Pylorus (*Jahrb. der Kinderheilk.*, 1875, Bd. VIII. S. 367).

46. Von Ammon. — Uber die angeborenen chirurgischen Krankheiten in Abbildungen dargestellt und durch erlaüternden Text erklært (Berlin, 1889. Tab. II, fig. 1. Tab. IX, fig. 6 et 7.

47. Jaboulay. — *Congrès des anatomistes* (Lyon-Nancy 1901).

48. Durante. — *Bulletin de la Soc. anat. de Paris* (nov. 1901, p. 593).

49. Simpson. — On the inflammatory origin of some varieties of hernia and malformation in the fœtus (*Edinb. med. and surg. Journal,* 1839, p. 390).

50. Silbermann. — Ueber Bauchfellentzündung Neugeborener (*Jahrbuch der Kinderheilkunde*, 1882. Bd. XVIII, S. 420).

51. Mauclaire et Alglave. — Péritonite tuberculeuse ancienne, fibreuse, chez un nouveau-né âgé de 6 jours; occlusion intestinale par volvulus portant sur la terminaison d'un intestin grêle qui n'est pas abouché dans le cœcum ; cœcum pouvu de deux appendices (*Bull. et Mém. de la Soc. anat. de Paris,* Déc. 1899, p. 1057).

52. Rokitansky. — *Lehrbuch der patholog. Anat.* (Wien 1861. Bd. III, S. 182).
53. Huttenbrenner. — *(Jahrbuch für Kinderheilk.,* 1872, S. 419).
54. Kirchner. — Atresie im Anfangsteil des Jejunum beim neugeborenen Kinde, etc. (*Berlin. Klin. Woche,* 1886, nº 27, S. 444).
55. Trélat. — *Bull. de la Soc. anat.* 1858, p. 243.
56. Pretty. — *Med. Times and Gazette,* fév. 1854.
57. Hempel. — Ein Fall von Angeborenen Verschluss des Duodenum. (*Iahrb. der Kinderheilk,* 1873, Bd. VI. S. 381).
58. Ziegler. — *Lehrbuch der path. Anat.* Jena 1887, 5e Edit. p. 533.
59. Kirmisson. — *Maladies chirurgicales*, 1898.
60. Darier. — *Bull. de la Soc. Anat.* 1884, p. 114.
61. Hufeland. — *Journ. der praktischen Heilkunde,* t. II, p. 310.
62. Thévenet. — *Prov. Méd.* 20 août 1898, p. 396.
63. Klebs. — *Handb. der path. Anat.* Berlin 1869, Bd. I. S. 208.
64. Grawitz. — Ueber den Bildungsmekanismus eines grossen Dickdarmdivertikels. *Arch. f. path. Anat.* 1876, Bd. XVIII. S. 417.
65. Katz. — Ein Beitrag zur Kasuistik der angeborenen Occlusionen des Dünndarms (*Dissertation*, Erlangen 1899).

TABLE DES MATIERES

Nancy. — Imprimerie A. CRÉPIN-LEBLOND, 21, rue Saint-Dizier.

www.ingramcontent.com/pod-product-compliance
Ingram Content Group UK Ltd.
Pitfield, Milton Keynes, MK11 3LW, UK
UKHW021005230726
13924UKWH00009B/1609